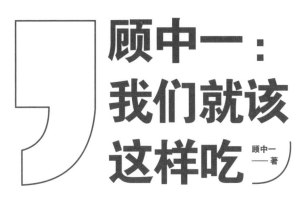

顾中一：
我们就该
这样吃

顾中一——著

北京联合出版公司
Beijing United Publishing Co.,Ltd.

图书在版编目（CIP）数据

顾中一：我们就该这样吃 / 顾中一著.—北京：
北京联合出版公司, 2018.3
ISBN 978-7-5596-1514-5

Ⅰ.①顾… Ⅱ.①顾… Ⅲ.①膳食营养—基本知识
Ⅳ.①R151.3

中国版本图书馆CIP数据核字（2017）第315878号

顾中一：我们就该这样吃

作　　者：顾中一
责任编辑：李艳芬

北京联合出版公司出版
（北京市西城区德外大街83号楼9层　100088）
北京盛通印刷股份有限公司印刷　新华书店经销
字数：185千字　700毫米×980毫米　1/16　印张：19
2018年3月第1版　2018年3月第1次印刷
ISBN 978-7-5596-1514-5
定价：49.80元

序

一、我为什么要辞职?

两个月前,我从工作了3000天的首都医科大学附属北京友谊医院辞职了。从二十出头到而立之年,我只在这一家单位工作过,感情还是很深的。下定决心离开体制,需要一定的勇气。

身边很多人表示不解,你为什么要辞职? 在三甲大医院有稳定的工作多好! 你是追求高收入去私立医院吗? 是要跟上这股风潮去创业吗?

我其实是一个很简单的人,做出这个决定的原因也很简单:全力投入自己喜欢的事——健康传播。

随着年纪的增长,我也面临着一个严重的问题:时间越来越不够用了。

婚后家庭责任不断增加,尤其是有娃以后,像过去那样每天下了班抽出3个小时来写科普是不现实的;一些新闻事件、新产品,我大约要花10个小时来深入研究——这几乎是我一整周的业余时间。

同时,随着工作的深入,我的时间平衡彻底被打破了,我多数日子每天只能睡4个小时(辞职以后我知道自己睡到自然醒需要8个小时)。换言之,我既无法继续从事自己热爱的事业,更无法像我教育别人那样去照顾自己的身体。

因此，即便是以身作则，我也应该理性地做出取舍。

虽然很多前辈批评我考虑问题不周全，但或许就是我这种只能专注做一件事的性格，才让我10年来始终走在我想要走的道路上。最终，我选择了放弃医院的工作，拥抱我热爱的健康传播事业。

二、健康传播能做到什么高度？

今年，我作为第一作者在一份SCI期刊上发表了一篇关于社交网络健康传播的评论文章。在此之前，我一直严守健康传播的科学客观性和严谨性，但从来没想到健康传播还能当作一项科研项目去做，也能被具有影响力的同行评审期刊所关注。

北京所有的营养学会，我都是理事，我还曾做过北京市营养学会营养宣教分会副秘书长。但我内心对"宣教"这个词还是很抵触的，"教"在某些方面意味着崇拜、迷信，而健康传播需要的是传播科学思维，甚至是对自身的批判。

可是，营养学研究的很多因素在个体身上短时间内是看不到效果的，靠个案观察得到的结论常常会误导大众，甚至就算你知道了规律，实践时还是需要个体行动的配合，所以科学的内容往往会变得难以"落地"，或者容易被曲解。

为此，我除了尽力分析尽可能多的营养话题，还一直坚持把作品做得简单明了，我会用理性思维把话题梳理清楚，补充你不知道的知识和事实，最后让你自己来判断，并为你的选择负责。然而这种作品已经难以满足现在很多读者的需要了，除了内容靠谱，很多人还需要更好的体验。

1.内容贴近读者

作为新一代知识服务者，我对自己的要求是给大家提供热门话题的谈资，解决大家的疑惑。此外，对于一般的健康话题，还会说服读者，改变读者的价值观，让读者在行动上做出改变。

这也意味着，健康传播的内容，很多时候不仅仅是讲一个原则那么简单，还包括各种新出的产品应该怎么选，家里的慢性病患者应该怎么吃……这些更加具体、更加个性化的内容。

这项工作是很复杂的，特别是在一对多服务的时候，就需要新技术了。

2.利用新技术

社交网络本身就算新技术，信息传递速度快、去中心化、复制零成本，这都是优点，我自己就依靠社交网络成了国内网上最火的营养师之一。

其实，还有很多新的形式和工具值得尝试。为了让大家印象深刻，我会尽可能在提供复杂内容时附上思维导图，供大家参考；为了迎合大家利用碎片时间学习的需求，我还会推出一些音频和短视频；为了更热闹地与大家互动，我还会搞搞直播……

3.打破信息茧房

随着信息爆炸，各种各样的APP在占据着大家的心智，信息传递往往只能在一个个小圈子里进行，很难扩展出去。

微博恐怕是当前互联网上最开放的平台了，利用这个平台，你既可以听到别人的声音，又可以诚实地发出你自己的声音。我就是在微博上经营了7年，积累了250万粉丝。当然了，互联网产品变化得很快，但不变的还是人，你需要让更多的人信任你。

4.建立信任

这年头每个人接收到的信息常常是过量的，特别是营养信息。说实话，我在百度直接搜索了一下话题，几乎搜不到什么靠谱的营养内容。我自己都会选择个别值得信任的专家，这也说明了信任的重要性。

不过，"人设"崩塌似乎也很容易。为此，我的做法是从来不把别人当傻子，坚持不说违心的话，甚至我一直坚持不跟保健食品、补充剂、母乳代用品、药品企业进行商业合作。

5.双赢与成长

虽然我是营养专业科班出身、清华大学公共卫生专业硕士，但如今知识更新速度非常快，要想掌握最新的营养学进展，满足大家日常生活中有关营养的方方面面的知识需求，就必须花费很大的精力不断学习，更何况创造高品质的作品是需要成本的。

三、为什么还要出书？

其实这本书中的多数内容我都在互联网上发表过，只不过网上的内容往往只能在短短的一两天内集中传播，几乎不会有人再去系统地阅读。由于内容比较零散，通读体验也不会很好，而经过专业编辑的加工，形成一本书，则具备了系统学习、珍藏、作为礼品送人等价值。经过火眼金睛的网友们的挑错，相信书中的内容也更为可靠，希望能让您满意。

另外，此书送给我的女儿早早。

顾中一

2017年11月

目　录

 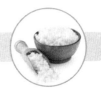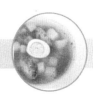

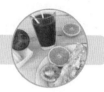

第三章　要想营养好，健康的饮食方式很重要

第四章　让营养守护你的身体器官

第五章　有病不要急，健康可以吃出来

第六章　特殊人群需要特殊关爱

第七章　小顾的谣言粉碎机

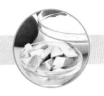

第八章　细心呵护孩子的每一餐

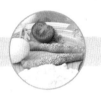

第九章　养生保健食物应该怎样吃

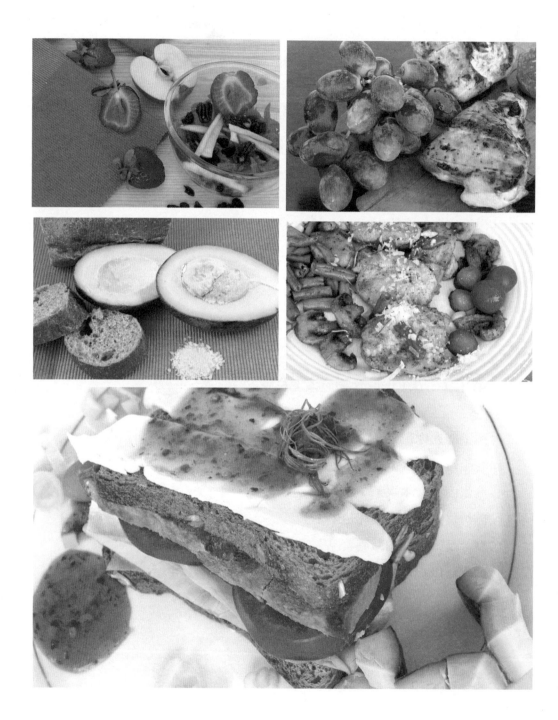

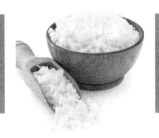

第一章

小顾帮你找到自己的
完美膳食

合理膳食的重要性

豆瓣网评选出了2017年口碑最好的电影，是《摔跤吧！爸爸》。大家都在谈论主演阿米尔·汗为这部片子增肥至体脂37%，又减肥至体脂10%以下的励志故事。

身为职业营养师，看到片子里多处情节都暗示营养的重要，我是既欣慰又兴奋。这里借片中的几处细节，和大家谈谈合理膳食的重要性。

戒除咸、油、辣

电影中，爸爸培养女儿当摔跤手是从告诫她们戒除咸、油、辣，挥别"脆球饼"开始的（脆球饼是一种油炸中空面球，用手指压塌，塞土豆泥、鹰嘴豆、洋葱等，浇罗望子酱或酸奶，用两指捏住，浸入绿色酸汤汁，一整个送入口，最终咬碎）。

《中国居民膳食指南（2016）》（以下简称《膳食指南》）中也有"少盐少油，控糖限酒"的要求，然而营养报告显示，2012年我国居民平均每天烹调用盐10.5g，比起2002年仅下降了1.5g，距离6g的推荐量还有很大距离（尽管如此，这也是唯一的可喜的变化）。此外，脂肪提供的热量占到总热量的30%以上。

《膳食指南》中对谷薯类食物的建议是每天吃250—400g，其中全谷物和杂豆应为50—150g、薯类应为50—100g。每年5月的第三个星期是全国营养周，2017年的全国营养周的主题就是全谷物，然而目前大家全谷物吃得还是太少，基本都只吃精米白面。

因此，我个人建议中午要在外吃饭的上班族，早餐的谷物可以选择燕麦片、杂粮粥，晚餐主食则可以选择糙米、薯类，平时拒绝甜饮料。

啃胡萝卜

电影中胡萝卜是家里常备的蔬菜，女儿常常不情不愿地在爸爸的注视下啃胡萝卜。

大家都知道胡萝卜里有类胡萝卜素，它可以在体内转化为维生素A，维生素A对于儿童免疫功能的影响非常大。缺乏维生素A是

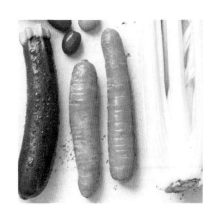

发展中国家儿童普遍存在的现象，也是儿童严重感染和死亡的重要因素。

　　世界卫生组织专门有一份指南，指出6—59个月龄的儿童每天摄入维生素A应达到推荐量。此外，维生素A缺乏的高危人群、患严重感染性疾病或蛋白质能量营养不良的高危人群也应预防性地补充维生素A。

　　《膳食指南》建议每一顿饭都应有蔬菜，每天摄入蔬菜300—500g，深色的蔬菜应当占到一半以上。另外，推荐每天吃200—350g的新鲜水果。

喝牛奶

　　电影中，爸爸发现女儿有摔跤天赋后，明确跟妈妈说要给孩子增加营养，方法就是每天喝一杯牛奶。

　　首先从营养角度来说，体重过轻、身材矮小，要警惕的是蛋白

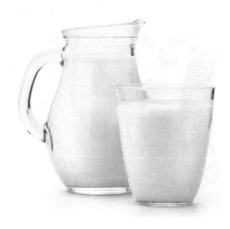

质热量不足，而不是缺钙。不过牛奶除了补钙，也是蛋白质、维生素B_2的重要来源，对生长发育非常重要。

《膳食指南》建议每天摄入相当于液态奶300g的奶制品，差不多就是一袋奶加一小杯酸奶的量，理论上很容易满足。

哈佛大学公共卫生学院建议限制乳制品的同时增加富含钙和维生素K的绿叶蔬菜、含钙的豆制品，并服用含1000IU维生素D的复合型维生素。如果复合型补充剂中只有400IU，额外补充必须达到1000—2000IU。

对一般人群来说，充足的日晒即可满足维生素D的需要。然而，每个人的身体差异较大，还得进行个体分析，甚至得去检测一下维生素D水平。

如果是日晒不足的人群，因为天然食物中也就三文鱼等鱼类、动物内脏、蛋黄、个别蘑菇中含有维生素D，所以确实比较容易缺乏维生素D。

加鸡腿

作为原本吃素的家庭，爸爸却跟鸡肉店谈判，就为了能够买到廉价的鸡肉。

鸡肉是蛋白质、硒、铁的良好来源。蛋白质对于保证免疫功能、预防感染很有帮助，也有利于儿童生长发育。

营养报告显示，过去10年间，我国城乡居民虽然豆类和奶类的消费量仍然偏低，但总蛋白质的摄入量持平，优质蛋白质的摄入量有所增加。

一般成年男性每天保证摄入65g蛋白质、女性摄入55g蛋白质，即可满足需要。对于无肉不欢的成年人来说，这个量其实是很容易达到的，反而需要警惕营养过剩。正常人也不用再去吃蛋白粉。

不过这里要提醒的是儿童，美国儿科学会也承认，即便是美国的儿童，多数也无法通过饮食获得足够的铁和钙，而鸡肉等动物肉类是铁和钙的优质来源。

世界卫生组织也提出，0.5—5岁的儿童如果血常规中的血红蛋白低于110g/L，则是缺铁性贫血，应当积极治疗，并且补充铁剂。当然了，如果有条件的话，最好去做一下血清铁蛋白等铁代谢检测，同时注意其他原因导致的贫血。

保证摄入适量的动物肉类是预防蛋白质营养不良和缺铁性贫血的重要手段，《膳食指南》中推荐每人每周吃鱼280—525g、畜禽肉类280—525g、蛋类280—350g。

特殊情况

电影中教练为了让吉塔减轻体重参加更轻量级的比赛，命令营养师限制她的食物摄入，但爸爸的想法不同，还是让她吃那些营养丰富的食物。

显然，过度限制饮食会影响人的机能，《膳食指南》建议成年人每天保证食物多样化，平均每天摄入12种以上的食物，每周摄入

25种以上的食物。

现在在一线城市中，吃不起饭的人已经越来越少了，但是很少吃强化食品的人、育龄期的妇女、自觉低热量饮食的人、有减肥手术历史的人却越来越多，这些人还是有必要警惕营养缺乏。

拿维生素B_{12}来说，由于植物性食物中几乎不含维生素B_{12}，所以我们建议素食人群补充维生素B_{12}。不过，维生素B_{12}也是值得老年人关注的营养成分，因为10%—30%的老年人有萎缩性胃炎，会影响维生素B_{12}的吸收。

还有一些药物也对维生素B_{12}的吸收有影响，比如二甲双胍是2型糖尿病治疗中的一线药物，但是可能会导致维生素B_{12}的不足和边缘性缺乏。对于50岁以上的人群来说，有很多非处方药都可能会影响维生素B_{12}的吸收，比如说长期使用质子泵抑制剂和含抗过敏成分的药物等。

营养品与疾病预防

说了这么半天，其实就是想提醒大家，"合理膳食"并不是简简单单的四个字，还是需要认真执行的，对于各种类别的食物都应当适量地摄取（可参考膳食宝塔）。这就是最好的营养方案。

中国居民平衡膳食宝塔（2016）

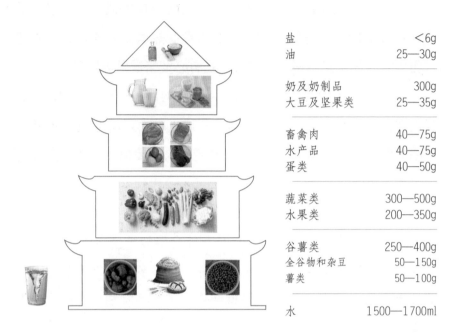

盐	＜6g
油	25—30g
奶及奶制品	300g
大豆及坚果类	25—35g
畜禽肉	40—75g
水产品	40—75g
蛋类	40—50g
蔬菜类	300—500g
水果类	200—350g
谷薯类	250—400g
全谷物和杂豆	50—150g
薯类	50—100g
水	1500—1700ml

　　除了合理膳食，补充剂的话题也是很多人所关心的，同时也是非常有争议的，其实其意义可以从现代医学的三级预防上来划分。

　　一级预防是病因预防，控制疾病的危险因素。

　　很多慢性疾病，营养不合理本身就是一种危险因素，是应该靠补充剂还是合理膳食来改善呢？

　　美国预防服务工作组的结论是：对于营养良好的成年人来说，通常维生素和矿物质补充剂并没有明显益处，甚至有害。目前的证据并不足以证明使用单一或者复合型补充剂对于心血管疾病或者癌症的一级预防是否有益，而某些营养素，比如β-胡萝卜素、维生素E还可能有害。

这是非常科学的结论。当然了，你得注意"营养良好的成年人""心血管疾病或癌症""证据不足"这几个词的意思，不要过度引申。也有很多与缺乏营养相关的疾病，虽然并不常见，影响却很大。比如出生缺陷、缺铁性贫血、骨骼健康状况不佳等，而孕妇服用叶酸、4—6个月龄母乳喂养的婴儿补充铁剂、老年人服用维生素D都是值得推荐的。

二级预防就是早发现、早诊断、早治疗。

我们的营养师最常做的事情，就是建议大家通过食物来满足人体所需要的维生素和矿物质，再三强调应当专注于改变饮食习惯。但由于各种原因，大家确实没有及时改变，营养摄入不足的情况很是普遍，而且很多人并不知情。

二级预防就是及时发现这些人群，通过包括补充营养在内的方式延缓甚至扭转病情的发展。

比如哈佛大学公共卫生学院就认为每天食用复合型的维生素矿物质补充剂可以起到一个保险的作用。综观所有证据，对于大多数人来说，补充剂的潜在益处大于潜在风险。但一定要注意，补充剂就像它的名字一样，只起补充作用，并不是健康饮食的替代品，其效果更是远远不如健康饮食。

至于三级预防，就是对症治疗，从而减少疾病带来的危险，尽力使其不再发展，以防酿成严重后果。

这方面的医学指南其实很完善了，不同疾病该如何预防的建议应有尽有。

平衡膳食从哪里入手？

要想平衡膳食，首先整体上对食物有一个定量的概念。现在一些减肥类APP上已有量化的食物库，可以没事翻一翻进行对照。当然，最好还是自己在家里准备一个食物秤，买完菜及时称量，认真进行记录，以便对照"平衡膳食宝塔"，发现自己饮食中的不足。

再有就是可以从每一次小改变入手，这里就要提到"三减"了。

先说减糖

我们先得知道日常的添加糖是从哪里来的。其实很多家庭做饭的时候都有可能会加一些糖，这样就容易增加糖的摄入量，但更重要的还是一些隐形糖的来源，而很多人在买饮料的时候都没有看营养成分表上的数值的习惯。

虽然说咱们国家并没有强制要求标示出含糖量，但是咱们可以看一下食物的配料表。首先，配料位置越靠前说明用量越多，这在判断有多个配料的固体食物时比较实用。饮料中如果没有使用抗性糊精等复杂碳水化合物的话，基本上碳水化合物中的糖分都来自添

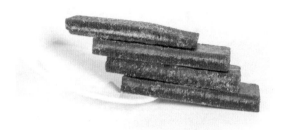

加糖，这样就能横向比较了。比如，一般牛奶中大约有4.5%的乳糖（按照食品标签的计算方法，呈现在食物成分表上大约是5%），因此像是一些酸奶或者乳饮料，如果含糖量为百分之十几，超过的部分很有可能都是添加的糖。

再就是减盐

减盐这件事情相对来说更不容易量化，我们应当记住的一个概念是：一般一个人一天烹调的用盐量大约为一个啤酒瓶盖这么多。因此，在家里做饭的时候，你可以按照人数进行换算，限制一下总的用盐量。

减少在外就餐也很重要，因为餐馆为了销量，肯定会使用比较多的盐。

再有就是选购食品的时候认真阅读标签，选择钠含量相对低的。其实有一种判断方法，就是看一下营养成分表中的NRV这一栏，选择钠的百分比低于能量的食物，至少不要超出太多。而其他

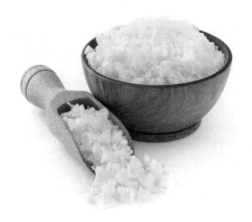

的一些特殊食品，比如奶酪，最好选择钙的数值明显高于钠的。

最后是减油

　　一般建议一个人一日烹调油用量25—30g，也就两三勺的样子。油炸食品显然是不能吃了。同时建议大家少在外吃饭，更不要吃街头流动商贩做的食物，因为油的品质很难保障。如果自己在家做饭，可以优先选择橄榄油、山茶油等单不饱和脂肪酸比例相对高的烹调油。有的菜籽油其实单不饱和脂肪酸比例也很高，还很便宜。

健康秘籍之"三减三健"

中国营养学会等几家机构共同制订了一个国家健康品牌计划，推广"平衡膳食、三减三健"的饮食概念。

什么是"三减三健"？"三减"指的是减盐、减油、减糖（上篇已经详细说了）。"三健"是健康口腔、健康体重、健康骨骼。这是2016年卫计委推行的一个口号。如何做到呢？

健康口腔

健康口腔的核心是定期进行牙科检查，每天两次用含氟化物的牙膏来刷牙，同时养成每天用牙线、牙签或清洁棒来清洁牙齿的习

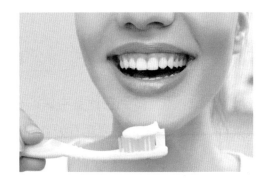

惯，每3—4个月更换一次牙刷。平时注意饮食均衡，适当限制糖、精制食物的摄入量。

健康体重

首先得明白什么是健康的体重，我们把BMI在18.5—23.9kg/m^{2}内的体重称为正常的体重。BMI是用体重公斤数除以身高米数平方得出的数字。当然了，如果属于幼儿、老年人、肌肉发达的人群，那可能不关注体重，直接关注各种生化检查、人体成分，但对于绝大多数成年人来说，根据身高调整适宜的体重范围仍然是非常有价值的。

如果你当前出现了超重或者肥胖现象，可以在日常的饮食中有意识地减少大约500kcal的食物，最好先从那些含维生素矿物质少的食物入手，同时保证蛋白质的摄入量。除了限制饮食以外，运动也是很重要的。如果你确实非常忙碌，没有时间运动，至少不要让自己长时间处于静止的状态，有条件的时候尽量多走走、多活动活动。

健康骨骼

要想骨骼健康，首先，要做到在饮食中保证充足的钙和维生素D。对于多数人来说，牛奶是非常方便和有效补充钙的食物，每天喝一两杯比较合适。

其次，充足的室外活动也可以让人体获得维生素D。如果是处在纬度比较高的地区、户外活动时间比较少、紫外线照射不足，那可能存在维生素D缺乏的风险，可以适当通过补充剂来补充。

最后，不要抽烟，也不要过度饮酒，这些都是导致骨质疏松的危险因素。如果是65岁以上的女性或70岁以上的男性，最好检查骨密度，及时治疗。

其实，最好是从小重视骨骼健康。青少年每天至少进行60分钟的身体活动（包括有氧训练、肌肉力量训练、骨骼强化的运动等）。

营养师不吃什么？

作为营养师，我不吃什么

我比较注重食品安全，风险高的食物不会去吃。比如我妈是宁波人，所以宁波的很多咸鱼、臭冬瓜、醉蟹什么的我很小就吃过，但是前两天我回宁波，看着面前的菜犹豫了一下，还是没下筷子。平时我还会勤洗手，注意就餐地方的卫生状况。至于营养价值低的食物，说实话，我不会完全拒绝，只是不会经常吃，每次也吃得少，吃的话会坦然接受我所要付出的健康代价。

哪些食物营养价值低，应该少吃？

不新鲜的，高饱和脂肪、高糖、高钠的，比如：

1.烧烤食物以及加工肉类，如火腿肠、培根、各种肉类罐头等。
2.反复煎炸的食物，如路边摊的油条、油饼、煎饼馃子、炸鸡排等。
3.腌制食物，如咸鱼、腌菜。

4.含有过多反式脂肪酸的食物，如廉价的街头奶茶、糕点。

5.甜食，如甜饮料、果味饮料、饼干、蛋糕、冰激凌等。

6.果脯类。

7.膨化食品。

麻辣烫不健康吗？

我不明白为什么这么多人都对麻辣烫那么抵制，我一个人的话一年应该也会吃十几次。在保证卫生的前提下用新鲜、健康的食材制作的麻辣烫并非不能吃。麻辣烫通常有多种绿叶蔬菜，有多种豆制品，有海带等藻类，有蘑菇等菌类，有薯类，有鱼类，有蛋类，能一次提供给我们10种甚至20种以上的食物。只要合理搭配，它比一般的快餐更健康，也符合食物多样化的原则。所以，应该科学地看待麻辣烫。

街边小摊的麻辣烫，我年轻时也吃过，还有一次吃的时候碰到了我教过营养课的学生，尴尬地赶快撤了。但是，我不推荐。第一，这种地方卫生条件差，操作者几乎没有食品安全的知识基础。第二，麻辣烫里有很多半成品，最常见的就是鱼丸、虾丸和蟹棒等，并不清楚它们的原料是否合格，也不知道在烫涮之前是否已经变质。第三，浓郁的汤汁会遮盖食材的味道，像肉类、血制品等，很难分辨质量。第四，汤汁反复使用，可能积累有害物质。

最便宜的营养食谱

网络上有一个问题很火："由于经济条件限制，我确实不吃泡面就只能饿死（出租屋不允许生炊，我吃的方便面是1块钱一包的那种，唯一的烹饪器具就是电热水壶）。除此之外，每个月只有50元左右的补充营养的空间。在每天正餐只吃方便面的情况下，要搭配食用什么廉价的水果、蔬菜才能保证身体健康呢？"

以下是我给出的解决方案和解读。

烹调方法

对于任何人，从营养角度来说，每日首先都应当保证足量的热量供应，其次是蛋白质、维生素、矿物质。方便面除了方便和提供热量以外，无论如何都算不上一个好的食材，经过精细加工，其中的维生素含量已经非常少了，调料包里蔬菜、水果中的蛋白质也可以忽略不计。因此，食材方面必须增加高蛋白质食物的摄入量。而蛋白质如果不经过加热变性，消化吸收利用率会很差。一般食材仅靠热水漂烫，不彻底加热，也很不安全。因此，我建议提问者最好买一个电煮锅，加工方法和食品安全上更容易得到保障。

廉价食材

再来说食材，参考当前北京菜市场批发价，以下几种食材还是非常物美价廉的：

大白菜。绿叶菜往往营养价值很高，而作为十字花科蔬菜的大白菜，营养价值很高，还富含多种抗氧化成分。

胡萝卜。胡萝卜含有丰富的胡萝卜素，有助于增强免疫力，方便储藏。

橘子。水果相比于蔬菜不需要加工，所以维生素C流失少。比起苹果等常见但是维生素C含量极少的水果，柑橘类是维生素C大户，市面上的小叶橘非常物美价廉。

鸡蛋。鸡蛋是完美的蛋白质来源，对于运动量较大的男性，各种临床试验显示每天多吃几个也没什么坏处。

大豆。大豆含有高比例的优质蛋白质，同时富含人体每天所必需的脂肪酸（转基因大豆油也就4元/斤）。干豆买回来只要打碎彻底煮沸就可以放心吃。也可以从市场上直接买卤水豆腐和豆芽，卤水豆腐补钙，豆芽补充维生素C及预防坏血病，都是物美价廉的食材。

鸡肉。鸡肉价格比较便宜，又是优质蛋白质、硒的良好来源，鸡胸肉饱和脂肪还很低。

大米。对于平时食物充裕、热量摄入过多的人来说，我们提倡保证粗粮，至少一半全谷物。其实精制大米也有着污染少、低脂肪、碳水化合物和蛋白质容易消化吸收的特点，是一种温和无负担的食材。

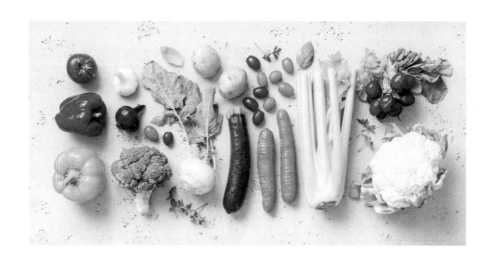

以上食物经过合理搭配已经可以满足大量营养素的需要了，但是为了保险起见，我还是建议购买一些维生素C、维生素B族甚至鱼肝油等，一般药店的柜台最下层都会有货，也很便宜。

饮食结构

具体的食材方面，我替提问者计算了一下，如果按照一个轻体力成年男性的营养需要来算，可以参考以下搭配，餐次安排看具体情况，也可以做好后放着，饿了就吃。

方案A　关键词：极简

大约是500g大白菜、400g米、4个鸡蛋、45g大豆油、2g盐。在不考虑口味的情况下，先把米饭蒸熟盛出来，再给锅中倒入油，加入鸡蛋、盐，炒熟后，加入水，倒入洗净切好的大白菜煮熟，便可食用。

由于没有水果摄入，钾严重不足。

方案B　关键词：耐储存

把上面的大白菜换成胡萝卜，做法类似，这套方案可以省去每天买菜的时间，但由于没有叶子菜和水果，维生素C不足，记得吃补充剂。

方案C　关键词：均衡

大米400g、鸡蛋60g、大白菜400g、胡萝卜100g、大豆35g、柑橘350g、鸡胸肉75g、大豆油30g、盐2g，这套方案就比较均衡了。经过理论计算，成本5.5元，去掉之前楼主说的方便面成本，符合一个月50元营养改善预算。

最后提醒

1.由于没有乳制品，这几套方案中的钙摄入量都不足，建议提问者多出去晒晒太阳，通过合成维生素D增加钙的吸收。

2.我看了这个问题的其他热门答案，其中有人说不该吃廉价鸡肉，还说翅尖淋巴多，其实淋巴多的是尖翅（囊上腔），这个售卖前应该已经去掉了，而现在的鸡只是品种改良使得出栏快，还是可以吃的。

3.有很多人建议吃紫菜，其实紫菜中的碘实在太多了，天天吃会超过正常的营养需要，甚至产生风险，按照提问者的生活状态，并不推荐食用。

如何正确选择保健食品？

可能现在的年轻人或多或少都会遇到或听说过父母及其他长辈沉迷于保健品和器械的神奇功效的案例，甚至有些人自己就过于迷信这些。其实我爷爷奶奶以前也遇到过很多人来推销保健品，这两人都是"高级知识分子"，每月退休金都比我的工资高，我奶奶曾经一度同时吃十几种保健品（功效还真的都不一样）。好消息是现在倒不怎么被骗了，基本上接到电话就挂，吃的也是我买的，还偶尔打电话来问我，结合医生新开的药有什么需要调整的。对于保健品，我的建议是：

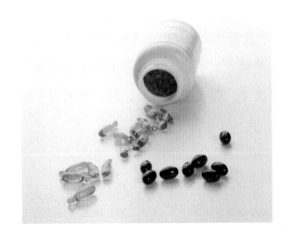

保持清醒的科学认识

告诉他们，很多东西都不能信，包括推销人员、广播广告。如果家人健康出现了问题，首要任务是及时到正规医院就诊，明确病症，积极配合临床治疗。同时查找相关病因，调整可控因素，例如饮食、吸烟、饮酒等生活习惯。

分辨正规产品

面对市场上所谓的保健品和器械，子女要能分辨哪些是合法的正规产品、哪些是违法的"三无"产品、哪些只是普通的食品，也要尽可能地教会父母及其他长辈如何分辨。可以参考国家食品药品监督管理总局官网关于保健食品和医疗器械的法律法规、公众查询等信息。目前只有很少的证据支持保健食品中的某些成分的部分效果，但非法添加、沾染药物成分、安全性试验证据不足、夸大产品作用等却是许多产品存在的问题，所以一定要对保健品推销保持警惕，谨慎选择和使用保健食品。

医疗器械亦是如此。当然，如果是有相关疾病的患者，例如糖尿病患者、高血压患者等，可以购买血糖仪、血压计等医疗器械，便于日常监测。但如果希望通过器械进行理疗、康复，最好到正规医院进行咨询，不要盲目听信推销人员。

如何正确选择保健食品和医疗器械：

1.检查保健食品包装上是否有保健食品标志及保健食品批准文号，医疗器械包装上是否有医疗器械注册证编号或者备案凭证编号。

2.检查保健食品和医疗器械包装上是否注明生产企业名称及其生产许可证号，生产许可证号可到企业所在地省级主管部门网站查询，确认其合法性。

3.无论是保健食品还是医疗器械，都要依据其功能或适用范围有针对性地选择，切忌盲目使用。

4.保健食品不能代替药品，不能将保健食品当作灵丹妙药，也不能代替其他食品，要坚持正常饮食。

5.按标签说明书的要求食用保健食品、使用医疗器械。不能食用超过所标示有效期和变质的保健食品，使用医疗器械要按照要求来。

6.大品牌一般更可靠，如果是国内产品，应确认没有超范围宣传，可以在CFDA网站上查询保健食品和医疗器械的批号和允许的功能宣称。

7.在医生或营养师的指导下使用，尤其是在服药期间。

主动购买

除了需要对市场上的保健品和医疗器械有一定的辨识能力，子女有时候还可以"曲线救国"。

随着年龄的增长，中老年人成为许多慢性病的高发人群，与此同时，也就成了众多保健品和医疗器械企业重点"关注"的对象。

一方面，很多企业借着"免费赠送或体验""附赠小礼物"等方式投其所好；另一方面，中老年人的辨识能力相对较弱，对一些高大上的词过于迷信，再加上具有一定的消费能力，故而很容易上当受骗。作为子女，应该耐心地劝诫，而非强烈地反对，否则结果往往适得其反。

倘若真的改变不了家人的这种意识和行为，子女还可以"曲线救国"，寻找一些健康的替代品。例如，纯维生素D，一般来说不会有什么坏处。或是钙片，老年人对于补钙往往比较容易接受。此外还可以选择老年人型或普通成年型的复合型维生素矿物质补充剂、蛋白粉或全营养粉等。但无论是哪种，请从正规渠道购买，尽量选择合法大品牌的产品。

珍惜时光多陪伴

最后我想说的是，很多中老年人之所以沉迷于保健品和医疗器械的推销，往往与其老年生活较为孤单寂寞有关。培养中老年人的兴趣爱好，创造丰富健康的晚年娱乐生活，给予关心陪伴和耐心劝慰，给他们一个充实而又快乐的内心世界，才是最重要的。爱要及时。

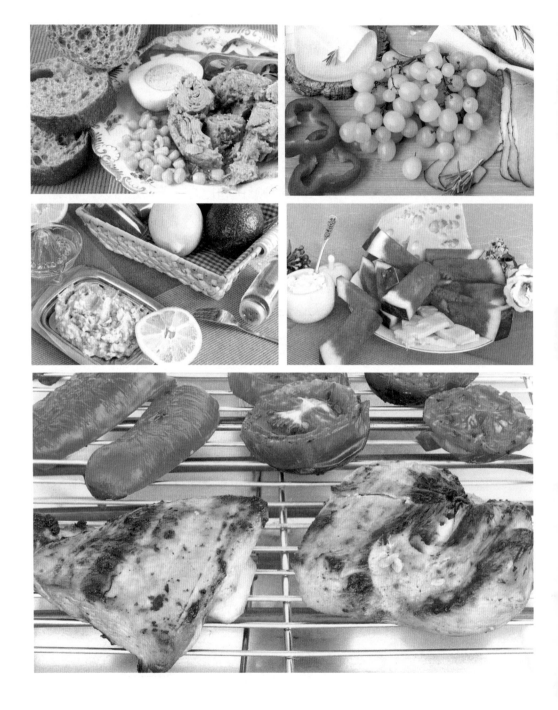

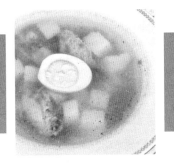

第二章

探究营养微观世界，
制订个人科学营养方案

如何少摄入反式脂肪酸？

为了美国人的心脏健康，美国食品药品监督管理局（FDA）2015年6月16日做出一项裁定：逐步去除加工食品中的人造反式脂肪酸。过去部分氢化油（PHO）被列为"公认安全"的级别，FDA此次否定了这一观点，设置了一个3年的适应期，适应期过后，除非特批，否则在人类食品中禁止添加部分氢化油。对于消费者，FDA鼓励检查食物的配料表中是否有部分氢化油，并阅读营养成分表，如果反式脂肪酸一项为0，说明该食物中反式脂肪酸的含量少于0.5g。

目前国内关于反式脂肪酸比较权威的论述是国家食品安全风险评估专家委员会于2012年发布的《中国居民反式脂肪酸膳食摄入水平及其风险评估》，报告指出城市居民反式脂肪酸摄入量高于农村居民，大城市最高。以北京、广州2011年的食物消费量评估，大城市总人群平均反式脂肪酸供能0.30%，未超过WHO的<1%的建议水平。不过随着2013年《预包装食品标签通则》的实施，不少企业已重视降低反式脂肪酸含量了。

反式脂肪酸确实对健康不利，最显著的是会使LDL-C（俗称"坏胆固醇"）升高，增加患心血管系统疾病的风险。这一点证据比较充分，也是这次FDA给出的政策的依据。但是诸如增加癌症风险、影响智商等问题，证据并不充分。据我观察，前几年人们的争议主要集中在对反式脂肪酸危害性的描述、摄入量等问题，考虑到中国人群反式脂肪酸的摄入水平，我个人的态度是"应当越少越好，但不必杯弓蛇影"。当然，完全禁止更是一件一劳永逸的事情。

氢化植物油不等于反式脂肪酸

比较多的人知道在制作咖啡伴侣、巧克力、珍珠奶茶、馅饼、冰激凌、炸薯条等食物时会大量使用氢化植物油，但氢化植物油不等于反式脂肪酸。氢化植物油分为选择性氢化油和硬化油，选择性氢化油进行了部分加氢处理，平均含有20%左右的反式脂肪酸；硬化油则是完全加氢的产品，反式脂肪酸含量往往在1%以下。现在的速溶咖啡中使用的植脂末，其中所用的氢化植物油在制作时已经将不饱和脂肪酸大量氢化成了饱和脂肪酸，反式脂肪酸含量极低。一般人所吃的夹心饼干、酥性饼干、奶油蛋糕、薯条、炸鸡、油条等，算是反式脂肪酸含量较高的。经常在外就餐的人如果想要降低反式脂肪酸的摄入量，我的建议是如果不能确定配料使用的是天然奶油或者天然牛奶，就不要在冷饮店、蛋糕房买类似成分的食物，不要选择油炸食品，平时选择卫生安全等级较高的餐厅。

每个年龄段会有非常大的差别，只能说由于青少年喜欢吃加工食品，因此是需要控制反式脂肪酸的重点人群。美国人摄入反式脂肪酸的来源主要是加工食品，我国则主要是食用油。考虑到爱吃酥脆零食（传统油炸食品、加工膨化食品、面包房所做的糕点等）是人的天性，最终摄入量还是由个人饮食习惯决定的。随着现代食品工业的发展，反式脂肪酸的摄入量应当会越来越少。以我家为例，我奶奶爱吃油炸食品，母亲曾在化工厂工作，她习惯了用代可可脂做的"巧克力威化饼干"，我相信她们摄入的反式脂肪酸肯定比我多。

零反式脂肪酸存在吗？

"反式脂肪酸为零"是一个很好的指标，一般指的是一种用到氢化植物油的食品中的反式脂肪酸含量极低，可以视为不含反式脂肪酸。但严格来说，即便不刻意添加，很多天然食物（比如乳制品）也常常会含有一定量的反式脂肪酸，所以如果说"绝对为零"，则不科学。另外，现在的仪器越来越先进，很容易能检出微量的反式脂肪酸成分。然而这时检出来并不见得有意义，反而给"零"设定一个范围后，可以督促企业进行改进，最终让消费者受益。

流行的反式脂肪酸含量最高的食物，如果真的很爱吃，偶尔吃一下也无所谓，但是要考虑整体长期的膳食结构。当然，如果就一份食物的危害性来说，我认为有些街头所做的劣质奶茶的危害性可能更大，这里面没有完全氢化的反式脂肪酸含量较高，还有不知道用什么原料做成的"珍珠"以及香精、色素等添加剂，另外还有大量的糖，甚至还存在制备不当细菌超标的现象。

根据营养标签通则，"在食品配料中含有或生产过程中使用了氢化或部分氢化油脂时，应标示反式脂肪酸含量。配料中含有以氢化油或部分氢化油为主要原料的产品，如人造奶油、起酥油、植脂末和代可可脂等，也应标示反式脂肪酸含量，但是若上述产品中未使用氢化油，可由企业自行选择是否标示反式脂肪酸含量。食品中天然存在的反式脂肪酸不要求强制标示，企业可以自愿选择是否标示。若企业对反式脂肪酸进行声称，则需要强制标示出其含量，并且必须符合标准中的声称要求"。可见没有这一栏的说明，就不能使用氢化油。氢化油的特点是比一般植物油更容易呈固态，可以满足口感和工艺要求，比如让饮品顺滑、糕点酥脆、蛋糕裱花立体……虽然比顺式结构的植物油更不容易氧化，但是比起棕榈油或其他一些精炼植物油，保质期并不见得会更长。如果你只是为了了解保质期，直接阅读食品标签就好。

百分之百不产生反式脂肪酸是不可能的，但是将反式脂肪酸含量控制在1%以下是可以的。

总结：

1.控制每天烹调油的用量。

2.留意食品包装上的反式脂肪酸含量。

3.少吃肥肉、奶油。

4.避免油温过高和反复煎炸。

食品添加剂是天使还是魔鬼？

现在进口食品特别受大众的欢迎，大家觉得添加剂少，更安全，那么我们有必要因此而去买进口食品吗？食品添加剂是不是危害很大？

进口食品的添加剂未必少

进口食品与同类型国内食品相比本质上并无太大差别，同样也存在食品安全问题，例如日本的"毒大米"事件、进口俄罗斯饮料中有中国禁止的添加剂等。从国家质检总局进出口食品安全局官网公布的数据来看，每年从进口食品中查出的腐败、致病微生物超标、重金属、非法添加物等问题的案例也不胜枚举（饼干、饮料是不合格数量最多的产品）。

食品添加剂的数量上，进口食品也未必比国内食品少。以美国为例，美国的食品添加剂约4000种，而中国约2000种，而且相对来说美国加工食品的消费额也非常高。

中国的食品标准多数与国外大同小异，主要在于是否能够严格

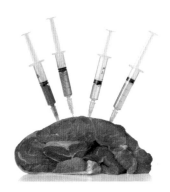

执行、落实监管，相对于食品添加剂的安全性问题，这两点更需要关注。

我个人选购食品时从没有认为进口食品会比国产食品更安全，还是会综合考虑口味、营养、价格等因素决定是否购买。另外根据《食品安全法》，进口的预包装食品上应当有中文标签，并标明食品的原产地、代理商联系方式等，如果没有的话，不要购买，甚至可以举报。

如何看待食品添加剂？

看剂量，看是否合法。

其实在食品行业内流传着一句话："没有食品添加剂就没有食品工业。"但有关食品添加剂的负面新闻似乎从没间断过，民众对于食品添加剂的担忧主要在于其安全性。食品添加剂到底是天使还是魔鬼？是不是添加剂含量少的食品就是安全的？

食品添加剂的必要性

食品添加剂是为改善食品的品质和色、香、味，并满足防腐、保鲜和加工工艺的需要，而加入食品中的人工合成的物质或者天然物质。从定义可见，使用食品添加剂的出发点是为了改善食品的品质、保障食品的安全。目前全球开发的食品添加剂总数已达1.4万多种，其中直接使用的有3000多种。我国目前批准使用的食品添加剂有23个类别，例如防腐剂、着色剂、膨松剂等，共约2000种。

并非所有食品都含有添加剂，例如纯牛奶就不含。也并非不含添加剂的食物或者添加剂含量少的食物就更安全、更健康。举个例子，食品本身含有各种营养物质，既能提供人体所需，也受到各种微生物的喜爱。如果没有防腐剂（合法添加），食品在生产加工、运输、储存等环节一旦沾染有害微生物，将很容易变质，危害远大于防腐剂。

食品添加剂的安全性

1.首先不要将食品添加剂和非法添加物的概念混淆，许多食品安全事故中出现的主角其实是非法添加物，比如苏丹红、三聚氰胺等，这也是导致民众混淆概念对食品添加剂丧失信心的重要原因。卫计委、农业部的官网上在不断更新食品或饲料中非法添加物的名单，凡是不在《食品安全国家标准 食品添加剂使用标准》（GB 2760-2014）名单中的添加物都不算食品添加剂。

2.谈食品添加剂对人体有无危害就必须考虑剂量，忽略剂量而一味地否定食品添加剂的安全性显然是失之偏颇。在符合食品添加剂使用原则的前提下，按照国家标准所规定的使用范围和剂量使用是安全的。但如果不合理添加，例如超出国标规定的使用范围（比如染色馒头里面的柠檬黄），或者超出国标规定的使用量，或者违背食品添加剂的使用原则（比如用香精腌渍鸭肉伪造牛羊肉），也会产生健康风险。

3.可能很多人在购买食品时很关注食品添加剂的品种数，认为品种数越少越好。其实不然，食品中含有食品添加剂的多少往往与其生产工艺、质地、口感、色泽、稳定程度等因素有关，如果在满足工艺需要和消费者需求的情况下，企业反而会愿意减少食品添加剂的使用，以控制成本。更何况"剂量决定毒性"，安全性的问题归根结底在于食品添加剂的量，和品种数多少没有必然联系。

每一种食品添加剂的使用范围和使用量在风险评估时都留下了足够的安全系数，确保多种食品添加剂同时使用的安全性。实际上，多种食品添加剂之间往往会产生"协同效应"，复合使用可能会大大降低食品添加剂的使用总量。

总而言之，如今我们能买到丰富可口的食品，一定程度上要归功于食品添加剂。对于多数人来说，与其过分担忧食品添加剂的危害，不如更多地关注不合理的膳食结构、不均衡的营养搭配所带来的后果。消费者可以从正规渠道购买正规企业生产的产品，关注营养标签，丰富每日膳食，促进健康，积极参与舆论和监督，而没有必要谈食品添加剂色变。

简要列明我的观点：

1.进口食品≠优质可靠，进口食品同样存在食品安全问题。

2.进口食品中的食品添加剂未必比国内食品少。

3.不要混淆食品添加剂和非法添加物。可参考《食品安全国家标准 食品添加剂使用标准》（GB 2760-2014）中的名单。在符合食品添加剂使用原则的前提下，按照国家标准在一定范围、一定剂量内使用食品添加剂是安全的。违规使用食品添加剂和非法添加物都可能存在健康风险，应该严惩。

4.除了政府等相关部门或者媒体曝光不合格产品后，消费者不要再买外，普通消费者并不用学习各种添加剂的具体知识，把重点放在改善自己的饮食结构上即可。

如何做个"镁"食家？

学过初中化学的人相信都对镁不陌生，它是地壳中最常见的8种元素之一，在人体中含量也很高，与钙、钾、钠等同为常量元素。

人体每天都需要通过摄入、吸收、代谢、排泄等机制来保持体内拥有适量的镁，根据中国营养学会的最新推荐，普通成人每日应摄入镁330mg，如果是孕妇，则要增加到370mg。

镁的生理功能包括：

1.多种酶的激活剂

2.维持钠、钾的正常分布

3.维持骨骼生长

4.调节神经肌肉的兴奋性

5.调节心血管功能

6.影响胃肠道功能

我参考《中国食物成分表》，整理出了这张表格，其中每一类食物都是按照100g该食物中镁的含量由多到少排序的，并列出了这种食物每日推荐摄入量。

食物分类	含镁量 （mg）		每日推荐 摄入量（g）
坚果与大豆	黑芝麻籽 巴旦木 大豆 花生仁 腰果 核桃	290 268 199 178 153 131	30—50
谷薯粗粮	小麦胚粉 黑米 红豆 烤蚕豆 豌豆 小米 玉米 薏米 小麦粉 大米 马铃薯	198 147 138 138 118 107 95 88 50 25 23	250—400
蔬菜	苋菜 菠菜 芹菜叶 油菜 大白菜	119 58 58 22 11	300—500
菌藻	干木耳 干海带 干紫菜 干蘑菇 干银耳	152 129 105 94 54	10

续表

	螺	143	
	鳕鱼	84	
鱼虾	河虾	60	75—100
	鲤鱼	33	
	草鱼	31	
	葡萄干	45	
	香蕉	43	
水果	干枣	36	200—400
	哈密瓜	19	
	梨	8	
	苹果	4	
	牛里脊	29	
	猪瘦肉	25	
肉蛋	鸡	19	50—100
	猪肉	16	
	鸭	14	
	鸡蛋	10	
奶	牛乳	11	300

　　从上面这张表中不难看出，如果在"中国居民平衡膳食宝塔"所推荐的膳食结构的基础上合理选择食材，我们完全可以获得充足的镁。

　　可惜的是，在实际生活中，我们多数人并没有做到坚持吃粗粮、坚果、豆制品等的习惯，主要依赖蔬菜来摄取镁。哪怕是我为减肥人士开出的食谱，由于限制了总热量，往往一天镁的摄入量只能达到270—350mg，存在镁摄入不足的风险。大规模的人群调查也佐证了这一现象。2012年《营养学报》上的《中国成年居民营养素摄入状况的评价》显示，我国成年居民镁摄入不足比例为：19—30岁男性为56.5%，女性为43.2%；30岁以上男性为64.3%，女性为47.3%。

说到这里可能有人会关心，如果我实在没条件保证饮食，直接吃补充剂有没有用呢？根据我查到的文献，应该说还是有一定效果的。

流行病学研究提示，对于膳食镁摄入量较低的人群来说，摄入镁补充剂与降低C-反应蛋白可能有关。双盲随机对照试验发现，正常体重代谢性肥胖（一种特殊的亚型）的个体，口服镁补充剂可以改善代谢水平及血压。双盲随机对照试验发现，接近健康的前驱糖尿病患者和低血镁患者，口服镁补充剂可以降低C-反应蛋白。这可能对预防2型糖尿病和心血管系统疾病有帮助。镁不但是组成骨骼的主要成分，缺镁还会影响维生素D活性及甲状旁腺素的敏感性，长期较低的镁摄入量往往与骨质疏松相关。短期试验显示补充镁有助于抑制绝经期后骨质疏松女性的骨转换。

当然，补充剂只是捷径，均衡饮食才是王道。身为"镁"食家，应当做到：

1.提醒自己每天吃够深色叶菜。

2.用一把坚果作为两餐间的加餐。

3.上班族在家吃饭时，主食吃谷薯粗粮。

吃营养补充剂有坏处吗？

有一句话叫"物无美恶，过则为灾"，也就是说事情本身没有好坏，但是过量了之后就会酿成恶果，其实营养补充剂也是一个道理。

谁需要吃营养补充剂？

对于很多靠普通食物难以获得充足营养的人来说，补充剂是非常有效的。最近几年，包括世界卫生组织在内，都是以一个非常积极的态度在推荐营养补充剂。

但是呢，多数能关注我的微博或微信公众号的朋友，特别是愿意付费看我的科普知识的人，我相信都不太容易出现营养素缺乏的问题，而往往是营养不均衡的问题。

而那些将健康的标准定得比较高的人，想要在安全的前提之下尽可能地发挥营养素的功能。如果本着这种目的的话，很多人确实存在维生素、矿物质以及一些宏量营养素摄入不足的风险。

因此，理论上吃营养补充剂应当还是有效的，但还是得因人而异，根据具体情况来判断。

吃营养补充剂有坏处吗？

到现在为止，已经有很多研究显示营养补充剂不但没有明显的好处，还使总死亡率以及一些疾病的发病率大大增加了。当然了，有意义的研究也是有的，但是对那些营养良好的人来说，有意义的证据并不那么充分。

如果以科学的角度来说的话，营养良好的成年人，除非真的缺乏营养，否则的话，吃补充剂并不能带来什么好处。

但话又说回来，既然有害的证据已经被我们了解了，那我们在规避已知有害因素的前提之下适当地进行补充，还是有某些健康益处的。

再加上判断营养补充剂效果是一个非常复杂的课题，在做科研的时候我们很难得到一个非常高质量且可信的证据。

比如鱼油对于一些疾病的影响，我们的理论知识以及一些初级证据证明它是有效的，然而结果却不尽如人意。也有可能是很多患病的人已经开始吃药了，药物的有效性掩盖了鱼油的效果。

以上都是站在一些比较宏观的角度来说的，如果具体来说的话，就是你的营养补充剂的摄入剂量不能超过膳食营养素可耐受最高摄入量（UL），这个数值你可以在中国营养学会的网站上查到。

吃了之后会不会吸收食物中的营养？

至于吃了之后不会吸收食物中营养的说法，并没有什么科学证据，事实上吃了补充剂以后食物中的营养还是可以吸收的。

从某些角度来说，人体确实会增加对于部分营养素的消耗，因此，如果摄入的剂量突然间变得极少，有可能会出现暂时性的营养素缺乏症状，但是很快人体会调整过来。

这也提醒了大家，如果要吃补充剂的话，不要吃得太多，尽量有规律地每天吃一点。

人体能100%吸收食物热量吗？

热量来自哪里？

首先要明确我们通过食物获取的能量主要来自三大产能营养素，即蛋白质、脂肪和碳水化合物。

那么这三种产能营养素能不能100%地被我们的消化系统所吸收呢？答案当然是否定的。这是因为就常识而言，大多数绝对化的问题的答案都是否定的。

作为一个营养师，还是要从科学的角度来解释一下这个问题。

能消化多少营养素？

影响营养素的消化和吸收的因素有很多，下面具体分析。

脂肪

影响脂肪消化吸收的主要因素包括脂肪来源、摄入量、年龄等，比如动物来源的脂肪，其消化率就高于植物来源的脂肪，植物性食物的消化率大约是90%，动物性食物的消化率大约是96%。

蛋白质

蛋白质的消化率与其来源有很大关系，比如动物性蛋白质的消化率能达到97%，而豆类蛋白质的消化率只有78%（大豆蛋白比一般的植物蛋白要好得多，食物中的蛋白质和分离后的蛋白质效果也不一样），总会有一部分蛋白质最终随粪便被排出，否则粪便怎么能当作氮肥呢？

碳水化合物

碳水化合物的消化率还要考虑到其中膳食纤维的含量，膳食纤维不能被胃肠道消化，同时还会吸附其他营养素，降低消化率，因此食物中碳水化合物的平均消化率大约是97%。

营养素的吸收

消化率与吸收率是两种不同的概念，食物经过消化，其小分子物质通过消化道黏膜进入血液或者淋巴液的过程叫作吸收，并不是所有被消化的营养素都能最终被吸收为人体所用。

虽然动物性来源的脂肪消化率较高，但是具体到脂肪酸，反而是植物油中含量较高的不饱和脂肪酸更容易被吸收，膳食纤维以外的碳水化合物吸收率几乎可以达到100%。

蛋白质的吸收率则比较复杂，表面上看与蛋白质的氨基酸成分有很大关系。所谓的优质蛋白质就是其氨基酸组成和机体蛋白质氨基酸接近，其生物价值更高，比如鸡蛋、牛奶、鱼类的蛋白质生物学价值就比一般植物蛋白高。

综合以上分析得出结论，混合膳食中碳水化合物的吸收率最高，其次是脂肪，而蛋白质最低。

如何制订个人食谱？

有人说，既然食物中的热量人体不能100%吸收，那么我每天消耗热量2000kcal，再按照2000kcal的食谱摄入合理吗？

其实，营养学上的所谓饮食摄入的热量，和这些食物物理学上的热量并不相等。虽然我们了解食物热量的基本原理也是燃烧法，但是所谓的1g蛋白质供能4kcal、1g脂肪供能9kcal、1g碳水化合物供能4kcal，这三个数字是已经考虑了人体对食物的利用情况进行过矫正的，而我们一般的食物成分表（计算饮食热量的基础数据库）所使用的数据，是用化学方式测量出其中的产能物质重量之后，通过系数计算出热量。当然，这里仍然会有一些偏差，比如算出的一个坚果的热量很高，但是很可能你吃的时候没有嚼碎，所以实际你身体得到的热量会比食物成分表中的数值低一些，但就多数情况来说差别已经很小了。

不但食谱的热量是"矫正"过的，我们的膳食营养素参考摄入量（DRIs）中的各营养素数值，也是考虑过食物结构、消化、吸收、利用率等因素之后给出的参考值，因此把食物和补充剂中的营养素进行简单累计后，直接与推荐摄入量进行比较即可。

知道营养素需要量和食物成分，就可以逆推出精确的食谱了，也就是每天各种食物可以吃多少。

最后再提醒一下，其实我们的膳食营养素参考摄入量（DRIs）中的数值，也是考虑过食物结构、消化、吸收、利用率等因素之后给出的推荐量，因此不存在所谓吸收率33%的营养素需要按照3倍推荐量摄入营养的说法。

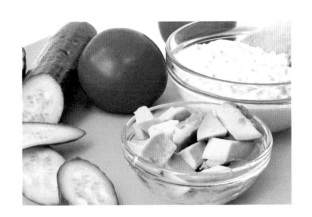

铝摄入过量离我们有多远？

北京市食药监局曾在食品安全通报中曝光了9种不合格食物，勒令其下架，其中包括铝超标近7倍的某品牌蕨根粉。恰好当时又到了吃蕨菜的时节，不少朋友都来跟我打听蕨菜致癌的事儿，那就一块儿聊聊吧。

铝有什么危害？

铝是人体非必需的微量元素，一般天然食物中的含量不算高，我们摄入的铝大多是来自食品添加剂，对其摄入过量的风险描述可以概括为：

联合国粮农组织与世界卫生组织认为铝暴露与阿尔茨海默病尚无明显关联。

国际癌症研究所认为铝本身不是人类致癌物。

动物实验显示大剂量的铝有生殖毒性和发育神经毒性，我国相关标准的设定也是以此为依据，与国际标准大致一样。

对工人职业暴露级的接触显示，其会造成神经功能的改变。同时，铝摄入过多会降低磷的吸收，从而导致血磷降低，骨骼含钙量下降，引起骨软化等病。

铝摄入过量离我们有多远?

根据国家卫生计生委2014年6月发布的《中国居民膳食铝暴露风险评估》显示，我国约32.5%的人铝摄入超过了耐受摄入量，特别是北方人群，由于面制品中常常用到起蓬松作用的含铝添加剂，所以60.1%的人超标。

目前我国对于含铝添加剂的使用、铝残留量有了更严格的要求，而根据测算，假如吃的食物都是合格的，即使饮食习惯不变，超量摄入铝的人群比例也能下降2/3。

我们该做什么?

1.少吃膨化食品，尤其是儿童。

2.从正规场所购买面粉、粉丝、粉条。

3.别在路边摊买油条了。

蕨菜致癌吗?

还有一个话题是蕨菜致癌，简要回答大家最关心的几个问题：蕨菜致癌吗？有致癌性。国际癌症研究所将蕨菜归为2B级，即对人类可能致癌。要注意这个分类仅考虑到暴露后致癌的证据强度，并不是说致癌的效力有多强。

蕨菜没有绝对安全的剂量，理论上无论吃多少都有致癌作用。既然这种风险是可以人为避免的，建议大家还是别吃了。当然了，这也并不是说吃一口就百分之百得癌症，吃一点点风险也还是很小的。

如果实在喜欢吃的话，日本内阁食品安全委员会给出的建议是：食用前将蕨菜浸入热水，撒以适量草木灰或小苏打粉，盖上盖子放置一夜。这种中、日两国的传统做法不但可以减少致癌物的总量（不过仍会诱发癌症），还可以让蕨菜更加好吃。当然了，泡完记得把水倒掉。

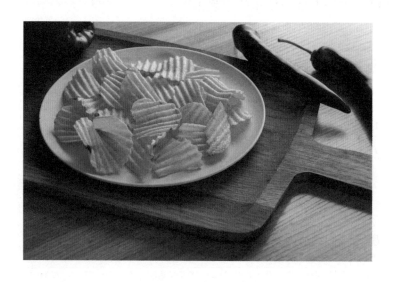

如何从血糖入手保持皮肤健康?

从营养角度讲，什么最容易影响外表?

先说最严重的，有的人可能蛋白质摄入不足、热量摄入不足，就会很消瘦、皮包骨头，这肯定不好看；有的人可能维生素C摄入不足，导致胶原蛋白合成受阻、牙龈出血，这肯定也是不行的。

抛开上述营养素缺乏的情况不说，其实对皮肤影响最大的是血糖。

血糖是怎样影响皮肤健康的?

最常见的一个机制是当你血糖升高后，你的性激素结合球蛋白水平会下降，就没法结合更多的游离雄性激素睾酮了。

睾酮可能会转化成双氢睾酮，导致你的皮脂腺分泌亢进，进而会使油脂分泌增加、各种细菌开始过度繁殖，这种微环境就会使你的皮肤出现一些症状，比如说痤疮。

什么是糖化？

这两年很常见的一个词叫"糖化"，有些化妆品也会说它是抗糖化的。这个概念其实常用在一些糖尿病患者身上，一些晚期糖基化终产物甚至会影响蛋白质的性状……不过这个过程其实也没有多少玄妙，我们只需记住基本的控制血糖、改善血管的生活方式即可。

怎样控制血糖？

建议大家选择一些血糖反应相对来说比较低的食物，或者通过搭配其他的一些蔬菜、水果、蛋白质之类的食物，使整个膳食的血糖反应下降。

再有就是膳食模式的概念了，我们不会推崇某一种食物，就让大家去狂吃它，还是建议大家选择均衡合理的饮食模式。

很多人为了减肥什么的，觉得蔬菜、水果健康，每天只吃它们，这很有可能会导致蛋白质摄入量严重不足，血糖反应又很高，还是会饥饿，继而报复性地多吃，让体重反弹，甚至可能会增加患心脏病的风险。

现代营养学其实都是基于一些比较有力的证据以及关于生活质量的诉求来给大家提建议的，因此那些指南中的建议可借鉴性很大，没必要去寻求太多的"妙招""诀窍"。我还是建议大家不要盲目地限制一些食物，比如说不吃肉类，或者不吃其他的，只大量吃肉类。这个真的没有必要，反而会增加某些营养素缺乏的风险。

营养师自己会吃保健品吗?

营养师会吃保健品吗?

国产的保健食品我从来都不买，主要是嫌性价比低。以前读书的时候我一般会买OTC小药瓶的维生素C、维生素B族、鱼肝油胶囊，现在我会吃一些食品级的蛋白粉、纯维生素D补充剂以及复合型维生素矿物质补充剂。

蛋白粉也只是偶尔吃，因为靠普通的食物是可以获得充足的蛋白质的，而且我又是一个需要减肥的人，所以能少吃尽量少吃，我只是用它来替代高脂的零食。吃维生素D，是因为北京雾霾比较严重，而我户外活动的时间又很少，很容易缺乏维生素D，此外也有很多研究显示缺乏维生素D与多种慢性病相关。

复合型维生素矿物质补充剂，我只是想起来的时候吃一下，其实不吃也是完全可以的。有的时候很忙，压力很大，饮食质量会比较低，就会特别注意每天吃一颗。

鱼油其实挺好的，虽然没有证据显示其可以减少心血管系统疾病，但是有益健康。我会买一些鱼油或者DHA补充剂，但是自己总想不起来吃，一般来说是给家里的长辈买的，并提醒他们如果保存不当会氧化，要小心。

花青素和葡萄籽，我身边总有人买，但其实常见的抗氧化补充剂预防慢性病的效果并没有得到证实，甚至多数研究显示大剂量服用抗氧化补充剂还会增加肿瘤的风险。

这里顺便说一下，曾经有人问我胡萝卜素是否和癌症相关。1994年《新英格兰杂志》上发表的一项研究显示，服用β-胡萝卜素会显著增加男性吸烟人群的肺癌风险，但那是每天服用20mg，而我们现在一般吃的复合型补充剂中的胡萝卜素，如果以视黄醇当量换算的话，只有几千国际单位，起不到那么大的作用。特别是对于孕妇来说，补充胡萝卜素比直接吃维生素A更安全。

什么人需要吃补充剂？

补充剂存在的意义是补充饮食所不能完全满足人体需要的那部分营养素，因此如果你的饮食习惯良好的话，你就不需要再额外吃补充剂了。但事实上很多人的饮食习惯不合理，大型人群调查显示，国内的绝大多数人的钙、维生素B_1、维生素B_2摄入量都不足。比如乳制品吃得很少就容易钙摄入不足，那么就得吃一些钙片。像我的话，我经常喝咖啡，我会尽量喝拿铁，因此其实每天的乳制品摄入量是充足的。同时，我蔬菜吃得比较多，因此钙摄入量是不会缺的，也就不用吃钙片。

某些特殊状态下的人或病人，由于营养吸收少，消耗或者丢失过多，一般饮食很难满足其需求，应当重点考虑服用营养补充剂。比如以下几种：

1.准备怀孕的女性。每天补充400—800μg的叶酸，以降低胎儿出现某些严重的先天性缺陷的概率。

2.孕期或哺乳期女性。需要增加某些营养，尤其是叶酸和铁。如果含钙食物摄入不足，也要补钙。

3.更年期女性。为了应对骨骼中钙的流失，除了食用含钙丰富的食物，进行户外活动，还可以适量服用钙和维生素D补充剂。

4.青少年。多注意补钙和户外活动，以增加骨量。

5.减肥者。实施严格减肥方案的人（一天的热量摄入少于1200kcal），过度控制饮食会导致食物中营养素含量不足，建议服用复合型维生素及矿物质补充剂。不过原则是：除非在医生的监督下，否则不应选择热量非常低的饮食方案。

6.素食者。如果日常饮食中几乎不摄入奶制品及动物性食品，则需要额外补充维生素B_{12}，同时注意补充钙、铁和维生素D。

7.婴幼儿。应该补充维生素D。

8.很少暴露于日光中的成人。可能需要服用维生素D补充剂。

9.50岁以上的成人。从补充剂或来源丰富的食物中摄取维生素B_{12}。

10.营养吸收不良患者。他们存在这样的健康问题，如消化或肝脏疾病会影响食欲，或者影响营养素的吸收、利用及排出；手术会提高对某些营养素的需求量；一些药物，如抗酸剂、抗生素、缓泻剂和利尿剂会干扰营养素的吸收。因此，需要及时服用营养补充剂。

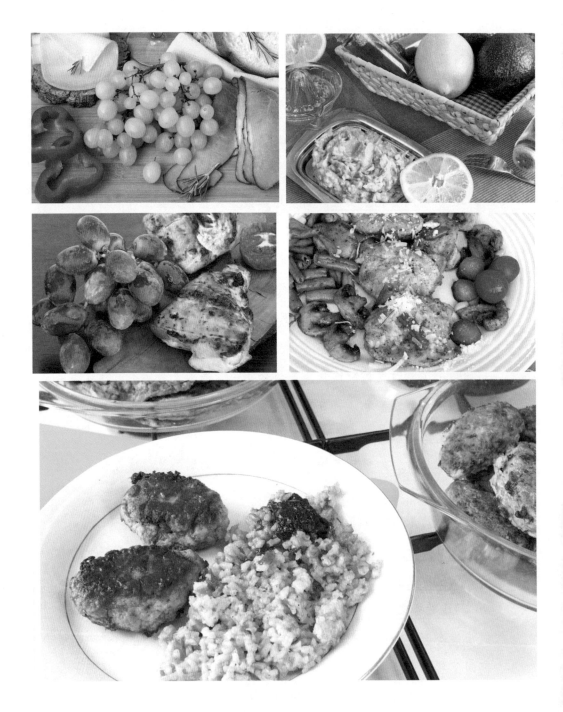

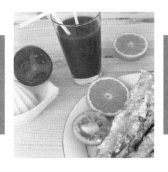

第三章

要想营养好，
健康的饮食方式很重要

营养早餐应该包括什么？

什么样的早餐才算好？

1.谷物。《中国居民膳食指南》的第一条就是"食物多样，谷类为主"，谷物提供能量的同时带给人体的负担较小，还是B族维生素的重要来源，不过精制碳水化合物容易使你的血糖忽高忽低，对健康不利。在有条件的情况下，应该尽量选择含全谷类的食物，比如全麦馒头、全麦面包等。

2.奶或奶制品。一般建议食用纯牛奶或者强化维生素D的牛奶，若有乳糖不耐受的情况，则可以选择酸奶。

3.动物性食物。除了氨基酸模式近乎完美的鸡蛋外，瘦肉、鱼类

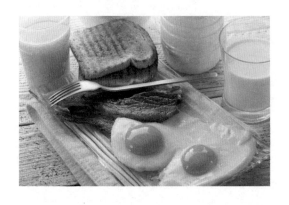

等也是蛋白质的良好来源。

　　<u>4.蔬菜水果。</u>可以选择一些易于加工食用的蔬菜、新鲜水果作为早餐的一部分。

营养均衡的早餐有哪些益处？

　　早餐，顾名思义，也就是人们清晨起床后吃的第一顿饭。之所以很多消化系统在检查前都要求不吃早餐，就是因为按照正常人的饮食习惯，只有早餐前我们的胃里没有可消化的食物，是真正空腹的，血糖也较低。

　　早餐的主要生理功能是为机体提供一夜禁食后所需的能量和营养物质。此外，有越来越多的证据表明，吃营养均衡的早餐对身体有着很多益处：

1.有助于实现整日的膳食平衡

　　道理很简单，吃早餐本身就是一个进食健康食物的良好契机，全谷类可以为人体提供所需的膳食纤维和碳水化合物，牛奶、鸡蛋作为早餐的常见食物，可以为人体提供优质蛋白质、充足的钙以及丰富的脂溶性维生素。吃早餐的人，摄入的维生素和矿物质量更容易接近推荐摄入量。

2.满足饱腹感

　　早餐中的蛋白质、油脂可以延长胃排空时间，增强饱腹感，高膳食纤维以及适宜血糖反应的碳水化合物则稳定持续地为身体提供能量，这有利于避免中午暴饮暴食，还可以有效减少额外添加的糖在每日能量摄入中的比例（我吃不饱就容易冲进面包房喝杯冷饮、吃个甜点），甚至还可以让人有更充沛的体力去锻炼。

3.改善代谢水平

相比于那些低膳食纤维或者精制碳水化合物的早餐，富含膳食纤维或适度血糖反应的碳水化合物的早餐更有助于改善某些血糖或脂类代谢指标。美国医务工作者健康追踪研究（HPFS）提示，每天只吃一两餐会使男性2型糖尿病风险增加21%，美国护士健康研究（NHS）结果发现，不规律地吃早餐的女性比每天都吃早餐的女性2型糖尿病发病率高。大多流行病学研究也都显示不吃早餐会使腰围变大，也会使空腹胰岛素水平、总胆固醇水平、低密度脂蛋白胆固醇有所增加，患上冠心病的风险也更高。

4.早餐与认知能力

有关早餐与认知能力的研究很多，这些试验也常常在一些营养畅销书中提及，作为营养学十分有意义的证据。整体来说，吃早餐可以减少饥饿感，改善心情，对于儿童、青少年认知能力的提高很有帮助。2007年发表的一项研究显示，青少年不吃早餐会使精神更加痛苦，学习能力更差，而男生比女生更容易受到影响。

除了以上这些方面，还有一些研究显示不吃早餐与骨密度下降、痛经有关。

总之，配合自己的生活起居，养成吃营养早餐的习惯吧。

关于保质期你得知道的两点

根据《食品安全法》和《食品安全国家标准 预包装食品标签通则》（GB 7718-2011）规定，食品保质期是指食品在标明的贮存条件下保持品质的期限。在此期限内，食品的风味、口感、安全性各方面都有保证，可以放心食用。

过了保质期的食品未必有害

《食品安全法》规定，过了保质期的食品不能再销售，必须下架。但是过了保质期的食品不等同于有害食品。

有些果汁、饮料以及脂肪含量不高的干粮谷物制品等，超过保质期可能会导致其感官品质变差，但仍然可以继续食用，不会对健康造成损害；还有些食品过了保质期可能对品质影响不大，但是过了最佳品质期限，这部分食品可能会降级作为饲料或加工成肥料等进行循环利用。

有些食品（比如冷藏食品、金属罐装食品、油炸食品等）过了保质期后可能出现微生物超标、重金属超标、过氧化值超标等安全

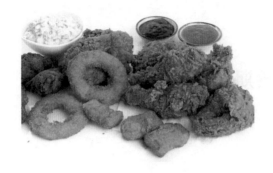

隐患，这种食物就只能抛弃处理了。

那么什么食物对保质期要求非常严格呢？主要是一些容易腐败、容易氧化的食物，以及水分活度比较高、蛋白质和脂肪比例比较高的食品，这些食物超过了保质期会容易出现质量隐患，对人体产生危害。我们生活中最常出现的对保质期要求严格的食物主要是肉制品、食用油和鸡蛋这三类。

保质期是如何确定的？

对于部分大类食物，国家已出台了相应的规定，在此不做赘述。对于一些新研发的产品，研发人员会先通过查阅文献资料，借鉴具有相同化学变化的相关产品的保质期数据，初步确定保质期。

食品保质期是由贮存条件和期限两个元素共同构成的，二者密不可分。贮存条件必须在食品标签中标注，通常包括常温、避光保存、冷藏保存、冷冻保存等。产品实际贮存条件与标签标注不符时，可能会造成食品保质期缩短，甚至丧失安全性保障。

水果应该什么时候吃？

"早吃水果是金，晚吃水果是铜"的说法其实没有什么科学依据，类似的告诉你什么食物在什么时间吃的说法很多。可能从某个角度来讲，特定时间吃水果是有一些优势，但我希望你在遵从各种说法之前有以下几个基本认识：

我们吃水果的目的主要是补充维生素、矿物质。对于人体每天所必需的微量营养素，其实你在一天的什么时候补充都没有特别大的差别，只要你最终吃进去了，就可以维持你的生理需要。

你一天之内究竟是什么时候吃东西好，影响最大的其实是血糖。一方面，血糖可以维持你的正常生理活动，比如说早上吃早饭后你一上午的工作学习效率都会比较高，如果不吃早饭出现低血糖的话，效率就会很低；另一方面，血糖要是过高的话，又可能对你的血管造成冲击，分泌大量胰岛素，进而储存成脂肪。

因此，尽量选择让你的血糖平稳一些的饮食，既能维持日常工作，又不过多摄入热量。影响血糖的主要是三大产能营养素（蛋白质、脂肪、碳水化合物）的含量以及影响消化吸收的一些因素，因此建议除了水果、谷物这些相对来说血糖吸收速度快的食物以外，还应当搭配蔬菜和高蛋白质的食物。

　　曾经也有人说不应该饭后吃水果，会让细菌发酵，其实这也属于伪科学。不过也要注意，不太建议儿童在饭前吃太多水果，以免影响正餐。其实想要控制热量的人在吃饭的过程中吃水果倒是不错，可以当作一个凉菜。一般人，我们建议在两餐之间食用水果，每天200—350g。

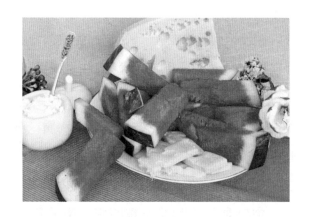

夏日控糖减肥攻略11条

过多摄入糖会对血管造成冲击，并且囤积脂肪，肥胖后多种慢性病甚至癌症、心血管系统疾病的风险也会增加，还会导致龋齿。

可戒糖又总是那么困难。爱吃糖是进化带给我们的一种本能，与之相抗确实还是很难的，不过，你不妨尝试一下以下方法。

保证热量摄入

注意让自己保持一定的热量摄入，不要总是处于饥饿当中。摄取一些富含蛋白质和脂肪的食物，这些成分相对来说吸收速度比较慢，可以让你的血糖更稳定，这样不那么饿了，也就可以减少对于糖分的渴望了。同理，不要在饿的时候去商店，这时候你容易买更多的食物，而且对食物的营养价值也不那么挑剔了。

用健康食品代替甜品

用新鲜水果、希腊酸奶、水果干、黑巧克力来代替甜食。

很多甜点其实都没有什么营养，它们除了讨好你的味蕾，通过使血糖快速升高让你得到满足以外，对健康没有什么好处。上述零食虽然同样含有一些糖分，但同时富含维生素、矿物质以及多种抗氧化成分。

不要用含糖的酱汁

很多烧烤酱、辣椒酱、番茄酱中的糖分并不少，可以用一些新鲜的辣椒来替代，也可以用芥末、醋、蒜来替代。

慎选低脂食品

很多时候人们为了减肥都选择那些低脂的食物，殊不知企业在降低食物脂肪含量的同时，为了维持口感保证销路，常常会添加糖，这样对健康的危害更大。

最典型的就是酸奶类的产品，本身牛奶中含有一定的乳糖，为了口感，很多企业都会加入7%左右的精制糖，这样会使得整个产品的营养价值大大下降。相比之下倒不如去买那些全脂牛奶制成的食物，比如说拿铁咖啡，只要你不加糖，总比甜食、冷饮要好得多。

少吃精加工食物

多吃完整食物，比如全谷物、粗粮杂豆，少吃各种加工食品，因为加工食品中为了口味往往也会加大量的糖。

警惕"健康食品"

比如坚果果干什锦，听上去非常健康，其实所用的食材，例如蔓越莓很可能是糖渍出来的，仍然属于添加糖的范畴，因此不要被这些零食健康的一面所迷惑。

很多人常常对配料表中的防腐剂、抗氧化剂感到恐惧，其实糖就是一种原始的"防腐剂"，在古代人们都是通过糖渍、盐腌、晒干等加工方式来保证食物不变质的，而随着现代食品科学的发展，我们发现了很多微量便可抑制致病菌繁殖的成分，才有了防腐剂。此外，氧化也会使食物变质，也就催生了抗氧化剂这一食品添加剂，比如富含不饱和脂肪酸、容易氧化的大豆油中就经常用到。

有些人对添加剂感到恐惧，其实大可不必，很多过去被曝光的食品事件中的主角，比如三聚氰胺、工业明胶，那都是非法添加物，而国家对真正的食品添加剂是有标准和监测的。

可自制健康零食

如果还是对加工食品不放心，你完全可以自己携带一些健康零食，比如自制烤全麦饼干，或者自己在办公室里备一些牛奶、水果充饥。

合理早餐选择

早餐谷物是很常见的含糖大户，毕竟企业要迎合大家的口味。你可以选择纯燕麦片煮粥，搭配希腊酸奶、煮鸡蛋来作为早餐。再次提醒，即便你吃的是没添加糖的全谷物，也不要以为多多益善，总量还是要控制的。

留意食品标签

食物配料表中的原料按照用量由多到少排序，如果食物中的糖分远比一些所谓的珍贵原料靠前，就应怀疑它的营养价值了。

总之，看到带有"糖"字的一定要警惕。当然了，焦糖色、一些带"糖"字的甜味剂还是各不相同的，比如说甜菊糖、木糖醇等，这些甜味剂可以让人感受到甜味，经过代谢产生的热量极低，还不会引起血糖波峰，是可以适当食用的。

拿走甜食

可以把所有含糖量多的食物带出家门，这样你就不会去厨房和冰箱里翻找各种甜食了。

充足的睡眠

充足的睡眠也很重要，睡眠不足会影响到你对吃的喜好。当你睡眠不足后，大脑额叶特别是控制决策的部分会受损，同时刺激大脑中相应的激励控制欲望的部分，这会使得你更喜欢高热量、甜和咸的食物。

午饭怎样吃能改善午后嗜睡？

有观点认为午后嗜睡主要是由中餐的饮食结构造成的，具体为：中餐午饭快碳多，升糖快，使胰岛素急剧升高用不完，反而导致低血糖，造成嗜睡症状。

那中餐真的存在这种问题吗？简单来说，中餐的饮食结构确实是主食偏多，但其实出现嗜睡症状的主要原因还是总量的问题。午饭的快碳多，也不至于吃完一会儿就低血糖了，反倒是摄入含极低碳水化合物的食物的人需要警惕这一点。

高碳水化合物的食物能提高大脑中5-羟色胺的水平，而5-羟色胺参与多种行为、情绪活动尤其是睡眠的调节。如果食物的血糖指数（GI）较高，进入胃肠后消化快，完全吸收，葡萄糖被快速地吸收入血，胰岛素水平快速升高，也是导致困倦的重要原因之一。细软易消化的精米白面、甜品、糖果等都属于高GI食物，所以如果午餐摄入了大量精白主食或甜品（中国人的午餐往往如此），就可能会昏昏欲睡。

具体建议：

保证合理的膳食结构

对任何人而言，选择午餐的首要原则是保证合理的膳食结构，要合理分配碳水化合物、蛋白质和脂肪三大营养素的功能比。午餐应至少摄入150—200g蔬菜，快餐往往蔬菜、水果少，维生素、矿物质、膳食纤维不足。

尽量在有卖蔬菜的地方吃饭，在中餐馆就餐要重视凉菜菜单。同时要搭配一定量的肉蛋类食物，以补充足够的蛋白质。红烧肉等重口味菜肴饱和脂肪、钠、糖含量过多，长期食用容易诱发心血管病。

注意饮食卫生，宁可"不够健康"，也别吃坏肚子，选择靠谱的就餐场所。外卖别太贪便宜，最好选质量好一点的，感觉用料不好就换一家。控制总量，如果嫌计算热量麻烦，就以晚餐前略感饥饿为准。选套餐或者与别人拼餐，从而增加食物种类。试试自己带便当，不过最好别带青菜，吃之前要热透。

主食也要多样

米饭是绝对可以吃的，但是《中国居民膳食指南》建议每餐或者每天应适当添加全谷物或者薯类食物，这些食物对于调节血糖、促进肠道蠕动、降血脂等具有积极作用。适当减少淀粉类主食，可混合摄入粗粮、薯类、豆类、蔬菜，不要吃甜食。如果有条件，可以少食多餐，例如像幼儿园的"三餐两点制"，在两餐之间加健康的食物（酸奶、水果、坚果等），以减少正餐的摄入量，既有利于控制食欲，又有利于防止困倦。

及时喝水

及时喝水，拒绝含糖饮料，可以喝咖啡。一般正常成年人，每天摄入不超过400mg的咖啡因是安全的。

一份现磨浓缩咖啡（60ml）含有75—150mg咖啡因，一杯240ml的速溶咖啡含有90—200mg咖啡因，一杯240ml的中等浓度红茶含有50mg咖啡因，一杯240ml的中等浓度绿茶大约含有25mg咖啡因，一听可乐大约含35mg咖啡因。以一般的美式咖啡来折算，400mg咖啡因大约相当于两个中杯。

常吃坚果对健康有利还是有弊?

有些人可能会说，坚果油多，也就意味着热量高，那岂不是会导致发胖?

有一项纳入了33项研究的荟萃分析发现，在同等热量饮食的前提下，坚果并不会明显影响体重，经常吃坚果的人的寿命比不怎么吃坚果的人更长，也有助于降低代谢综合征风险。

有一项研究显示按照地中海饮食结构，每天吃30g左右的坚果可以降低多种代谢性疾病的发病率。当然了，不同的坚果有不同的效果。

比如说我讲过很多年的巴旦木，研究显示巴旦木能够降低低密度脂蛋白胆固醇，也有一些证据显示巴旦木中的膳食纤维含量比较高，有助于肠道内有益细菌（包括双歧杆菌和乳杆菌）的繁殖。

开心果也是一种常见的膳食纤维含量非常高的坚果，关于胆固醇方面的研究显示，每天吃两三盎司（1两多）的开心果有助于增加高密度脂蛋白胆固醇的水平，同时也有助于改善心脏病的诸多关键指标。

还有核桃，核桃是一种富含n-3多不饱和脂肪酸的坚果，这点与其他的坚果不太一样，除了影响胆固醇，还有可能会减少炎症。

再来说说腰果，有研究显示腰果可以改善代谢综合征患者的血压，也会增加饮食中潜在的抗氧化效果。

简单来说，如果你的饮食中的脂肪、热量总量不太高的话，吃些坚果是很好的；如果你已经是大鱼大肉了，那么最好用坚果来代替一些动物性食物。

吃坚果并不是多数中国人的饮食习惯，可能是因为咱们国家的人相对来说吃豆制品比较多，而坚果的生长往往需要较大的昼夜温差，在华北地区以及南方，坚果产区相对比较少。

其实有很多研究表明，坚果在减少心脏病的风险方面有很大的作用，这主要是因为坚果中的脂肪酸往往是单不饱和脂肪酸以及n-6多不饱和脂肪酸、n-3多不饱和脂肪酸，饱和脂肪比较少。此外，坚果还是膳食纤维和蛋白质的良好来源，并且富含镁和维生素E。

总之，吃坚果的好处还是挺多的，但前提是注意总热量不要超标，如果能相应少吃些肥肉，效果可能更为明显。我个人建议，如果你两餐时间距离过长，以至于常常饿得去吃一些零食，那不妨提前吃点坚果充饥。

喝错汤会伤身？学学喝汤的常识

"汤"是一种历史悠久的膳食，早在公元前2700年的食谱中就有对汤类的记载。随着营养学的发展，人们在喝汤的时候，不仅会考虑到汤的味道，而且还关注怎么做更有营养。

究竟该"吃肉"还是只"喝汤"？

许多养生专家以及煲汤爱好者认为，将肉在汤中煲上几个小时，肉中的精华会全部融入鲜美的汤汁中，而煲汤后的肉干柴无味，已经没有营养了，应该扔掉。但是也有人对此持反对意见，认为喝汤根本不能滋补，一定要吃肉才能补充蛋白质。那么汤的营养是在汤里还是在肉里呢？

煲汤必然要加大量水，经过长时间的煲煮，肉中的一些游离氨基酸、脂肪酸、短肽、嘌呤等会溶解在汤水中，而谷氨酸盐正是人们觉得汤水鲜美的主要原因，有人认为这正是汤中"营养"的味道。这些就是肉中的全部营养物质吗？答案当然是否定的。

研究发现，无论是鸡汤还是鱼汤，其中所含的蛋白质比例仅有1%左右。更有数据显示鸡汤中蛋白质含量仅有0.61%，也就是喝250ml的鸡汤只摄取1.5g蛋白质，相当于五分之一个鸡蛋或者一口牛奶中的蛋白质。这与我们对汤有营养的印象相互矛盾。

那么，肉中的蛋白质究竟在哪儿呢？显然还在肉里。虽然长时间的煲煮过程已经使得肉中的一些可溶性的小分子营养物质溶解在汤中，但是主要的蛋白质以及钙、磷等营养元素依旧不能溶解，就这些营养素而言，肉的营养显然还是高于汤，而汤中的钠含量反而比较高。

因此，对于大多数消化吸收能力正常的健康人来说，如果以补充营养为目的，汤的意义并不大，特别是多油盐的汤汁完全不建议喝，还是吃肉最重要。尤其是对于处在生长发育阶段的青少年而言，只靠喝汤补充营养是不靠谱的。

但是汤也不是完全没有营养，其中所含的游离氨基酸、谷氨酰胺、可溶性的B族维生素以及钠离子对于多数消化吸收功能不好、病后术后急需营养的人来说也是有益处的。

不同于完整肉食中的大分子蛋白质，汤中的氨基酸分子小，易吸收，能够补充一定的营养，同时对消化系统造成的负担小。汤鲜美的味道也能在一定程度上引起食欲，少量饮用能够帮助营养不良、食欲低下的患者恢复食欲，对于后续的营养补充及健康恢复起到一定作用。

因此，喝汤时究竟是只"喝汤"还是一并"吃肉"，要根据自己的实际需要进行选择，而"汤水"没营养和"汤渣"没营养的说法都是错误的。

餐前喝汤还是餐后喝汤呢？

民间有许多诸如"饭前喝汤，苗条又健康"的说法，旨在说明餐前喝汤更好。这种说法的理由是饭前喝汤可以增加饱腹感，起到一定的减肥作用。同时又有人担心，餐前喝汤可能会导致营养过剩造成肥胖，认为汤应该在餐后喝，因为饭前进食大量汤水可能造成胃酸的稀释，影响消化。这些都有一定道理，但也太瞧不起我们的消化系统了，其实这么小的差别对于正常人来说并没有什么影响。

关键在于我们喝多少汤，喝什么汤。对于所有人而言，大量喝汤都是不可取的，餐前大量喝汤可能影响进食量，导致其他营养素摄入不足，而餐后大量喝汤可能造成胃肠道负担，并引起营养过剩。

关于喝汤，我还有一些小建议：

喝汤最好能撇掉表面的浮油，避免摄入过多脂肪。如果连同浮油一起喝进去，不仅不能达到滋补的目的，反而会引起肥胖等问题。

存在高尿酸血症或者嘌呤代谢障碍的人，最好别喝肉汤，因为肉汤中含有大量的嘌呤，可能对自身嘌呤代谢造成过重负担。

煲汤时最好少加盐或不加盐，尤其是给高血压患者喝的汤。

喝汤速度不要过快，注意温度不要过高。

蔬菜建议采用急火快炒的烹调方法，不优先推荐煮汤。

如何让自己的青春慢慢老？

任何针对"衰老"的讨论都必须首先清楚"衰老"一词的含义。对"衰老"的定义不胜枚举，而我们将"衰老"定义为：机体的各个"组件"——特别是DNA、某些特殊蛋白质、碳水化合物和脂质（脂肪）——所受到的随机损伤的大量累积，这一累积在生命初期就已经开始了，并最终达到机体自我修复的极限。这种伤害会逐渐削弱细胞、组织、器官和系统的效能，使机体更易患病，且呈现出衰老的特征，比如肌肉损失、骨质疏松、反应迟缓、听力和视力下降、皮肤弹性变差。

首先，定个基调——生老病死都是自然规律，是每个人最不想面对却不得不面对的问题。但很遗憾，美国国家衰老研究所（NIA）指出："没有任何疗法被证实能够延缓或者逆转衰老过程。"

健康的生活方式，比如健康食谱、经常锻炼、不吸烟，可以使我们"老得更健康"。具体包括：

1.充足的睡眠
睡眠不足除了容易导致消化系统、神经系统、免疫系统等出现问题之外，还容易导致皮肤水分流失、内分泌失调等问题，也就是传说中的老得快。所以"睡个美容觉"是有一定道理的，当然前提是姿势正确，不会挤出皱纹。

2.均衡营养

各种号称可以抗衰老的产品中都充斥着各种抗氧化物质，比如维生素E、维生素C、维生素A、β-胡萝卜素、硒、番茄红素等。抗氧化其实是不断减少、清除体内自由基的过程。衰老与自由基有一定关系，人体内自由基过多易引起衰老，但抗氧化不等同于抗衰老，而且膳食结构合理的健康人群无须刻意补充抗氧化物质。

所以，均衡饮食，均衡饮食，均衡饮食！

在此附上最新版《中国居民膳食指南》的核心推荐（具体细节以及各类人群每日营养素推荐摄入量，请参考人民卫生出版社2016年出版的《中国居民膳食指南》）。

推荐一：食物多样，谷类为主

推荐二：吃动平衡，健康体重

推荐三：多吃蔬果、奶类、大豆

推荐四：适量吃鱼、禽、蛋、瘦肉

推荐五：少盐少油，控糖限酒

推荐六：杜绝浪费，兴新食尚

特别强调的是，女性体内一定的脂类储存是维持雌激素水平的重要条件，所以女性不能一味地追求减肥瘦身，保持一定量的脂类摄入（正常成年人每日总脂肪的推荐供能比是20%—30%）是所谓"抗衰老"道路上的利器之一。

3.适度运动

在均衡饮食的基础上，适度的运动可以促进新陈代谢，控制体重，增强心肺功能，维持骨骼健康，调节心理，改善睡眠。适度的运动在一定程度上还会改善人的精神面貌，使人显得更年轻。

一般推荐每天至少30分钟的中等强度的有氧运动，比如快走、游泳、跳舞等；每周2—3次的抗阻练习，比如平板支撑、俯卧撑等；随时随地柔韧性练习，增加关节活动度，消除肌肉疲劳。

4.健康的生活习惯

保持健康的生活习惯，戒烟限酒，保持良好心态，也是保持年轻的重要因素。附上英国女作家Doris Lessing的一句话：

"所有的老人都有着同样一个秘密：你的躯壳可能会变，但是内在的你永远是最初的那个你。"

如何科学喝咖啡？

"毒品"离你并不远

根据中国国家食品药品监督管理总局制定的《麻醉药品和精神药品管理条例》《精神药品品种目录（2013）》规定，咖啡因属于第二类精神药物。

摄入咖啡因过量的症状包括快速危险的不稳定心跳、癫痫发作、死亡。呕吐、腹泻、麻木、方向感迷失等也是咖啡因中毒的反应。

当然了，这里说的是纯的咖啡因粉，日常所喝的咖啡、茶、汤中的咖啡因含量会少很多。甚至不少研究还认为喝咖啡可以降低患2

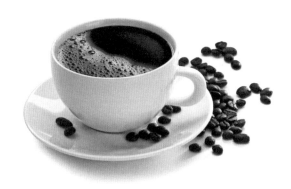

型糖尿病的风险，而含咖啡因的咖啡比不含咖啡因的咖啡更有效。但是如果同时摄入大量脂肪和咖啡因，会容易损伤人体的糖耐量，因为咖啡因令我们兴奋的同时会使体内的高血糖保持更长时间。

此外，以下人群对于喝咖啡这件事还是应该慎重：

<u>咖啡因不耐受人群</u>。中午喝一杯咖啡一夜睡不着的人还是别喝了，不管怎样睡眠不足还是会伤身体的。

<u>月经期女性</u>。咖啡因容易加重痛经。

<u>胃溃疡患者</u>。咖啡因会刺激胃酸分泌。

<u>青光眼患者</u>。咖啡因会导致眼压增高。

<u>饮水不足者</u>。咖啡因会加重脱水。

<u>孕期女性</u>。一般建议孕期不要喝咖啡。

<u>颞下颌关节紊乱病（TMD）患者</u>。我自己反正是喝咖啡以后关节弹响明显加重。

喝咖啡利大于弊？

这个问题长期以来都很有争议，大约20年前科学界的主流观点是咖啡对健康没有什么好处，然而随着研究的逐渐深入，人们认为咖啡对于减少癌症（前列腺癌、结直肠癌、乳腺癌等）、心脏病、2型糖尿病都有作用，每天喝几杯咖啡可以算是健康的饮食方式。还有一件非常重要的事情是喝咖啡可以让很多人心情变好，甚至喝了咖啡之后可以增加运动时的耐力，从这个角度来说是有助于减肥的。不过如果喝的是未过滤的咖啡（比如自己研磨咖啡豆后没有经过滤纸过滤便冲泡饮用），其中的一些成分会对心脏不利。

该不该喝咖啡？

首先，咖啡并不是神奇的灵丹妙药，如果是为了健康，我们更应该选择多吃蔬菜水果、多吃全谷物、限制糖油盐的用量、坚持运动等方法，没有必要以健康为目的去喝咖啡。

其次，如果你有胃食道反流、偏头痛、心律失常、睡眠紊乱、乳腺增生等问题，更不建议你再喝咖啡了，实在要喝的话，也不要在咖啡中加糖、奶油。换言之，像摩卡、星冰乐这样的咖啡最好少喝，而拿铁不放糖也还是很好的。我个人习惯于每天喝三杯冰美式研磨咖啡，或者用牛奶冲速溶黑咖啡。如果你非要加奶油的话，可以选择在早上喝，这样适量的能量和脂肪摄入可以让你上午的注意力更集中，增加饱腹感，避免中午摄入过多的能量。

喝的时候最好慢慢喝，一方面可以让你享受咖啡的味道，另一方面也更符合咖啡因的代谢特点，可以更有效地提神。

如果自己做研磨咖啡，记得选择比较好的咖啡豆，新鲜烘焙，并注意清洁设备。

选购生鲜要注意什么？

尽管生鲜已是餐桌上的常客，但很多人不知道如何判断才能选购到更放心和有保障的生鲜。下面提供一些注意事项和标准，可作为参考。

注意事项

1.**品牌**。选择质量可靠的规模化生产的大品牌企业和网购平台。这里的相关标准很多，老实说，我觉得在国内的大环境下可能也不是很可靠。我个人一般还是认网购平台（不过有的也确实很贵），毕竟按照新《食品安全法》规定，网络食品交易第三方平台提供者应当对入网食品经营者进行实名登记。

2.**物流**。生鲜类产品不同于其他的产品，网购平台的物流时效、冷链条件等都很重要。产品再新鲜，如果物流不给力，那么到手的生鲜是否安全也要打个问号。

3.**产品**。在物流能及时有效地送达的前提下，注意选择质量好、大品牌的生鲜。收货时注意观察包装有无破损，检查生鲜的颜色、肉质弹性、黏度、气味，看看有无明显的变质现象。及时按照商品说明的要求保存商品。

产品包装标签

首先得明确一下"生鲜""活水产""冰鲜""冷冻"这几个词之间的区别和联系。曾有一位网友给我拿来一张"冰鲜三文鱼"的包装说明，上面写着"冷冻水产""-18℃以下保存""保质期：180天"，这显然是矛盾的。

尽管"QS"标志已经逐渐淘汰，改成了"SC"的企业生产许可，但2018年10月1日之前还是可以用原QS包装的，所以可以查一下包装上的这个编号是哪里的，那家公司的官方网站和网店有没有相关产品的介绍，以此来推测是否有问题。

1.有关食品标签常识

2015年4月修订的《中华人民共和国食品安全法》第四章第三节对食品标签有这样的规定：预包装食品的包装上应当有标签。预包装食品是指预先定量包装或者制作在包装材料和容器中的食品，包括预先定量包装以及预先定量制作在包装材料和容器中并且在一定量限范围内具有统一的质量或体积标识的食品。散装食品、现制现售食品不在此列。

标签应当标明下列事项：

（1）名称、规格、净含量、生产日期

（2）成分或者配料表

（3）生产者的名称、地址、联系方式

（4）保质期

（5）产品标准代号

（6）贮存条件

（7）所使用的食品添加剂在国家标准中的通用名称

（8）生产许可证编号

（9）法律、法规或者食品安全标准规定应当标明的其他事项

专供婴幼儿和其他特定人群食用的主辅食品，其标签还应当标明主要营养成分及其含量。食品安全国家标准对标签标注事项另有规定的，按照具体规定执行。

2.有关营养标签常识

对于预包装食品的营养标签，2013年正式施行的《预包装食品营养标签通则》（GB 28050-2011）中有明确规定。要注意的是生鲜食品，如包装的生肉、生鱼、生蔬菜和水果、禽蛋等属于豁免强制标示营养标签的范畴。但如果在其包装上出现任何营养信息时，应按照本标准执行。

该标准规定了预包装食品营养标签强制标示的内容包括能量、核心营养素的含量值及其占营养素参考值（NRV）的百分比。当

标示其他成分时，应采取适当形式使能量和核心营养素的标示更加醒目。

对除能量和核心营养素外的其他营养成分进行营养声称或营养成分功能声称时，在营养成分表中还应标示出该营养成分的含量值及其所占营养素参考值（NRV）的百分比。使用了营养强化剂的预包装食品，除上述要求外，在营养成分表中还应标示强化后食品中该营养成分的含量值及其占营养素参考值（NRV）的百分比。

食品配料含有或生产过程中使用了氢化或部分氢化油脂时，在营养成分表中还应标示出反式脂肪酸的含量。未规定营养素参考值（NRV）的营养成分仅需标示含量。此外，还规定了其他可选择标示内容，详情可参考中华人民共和国卫计委官网。

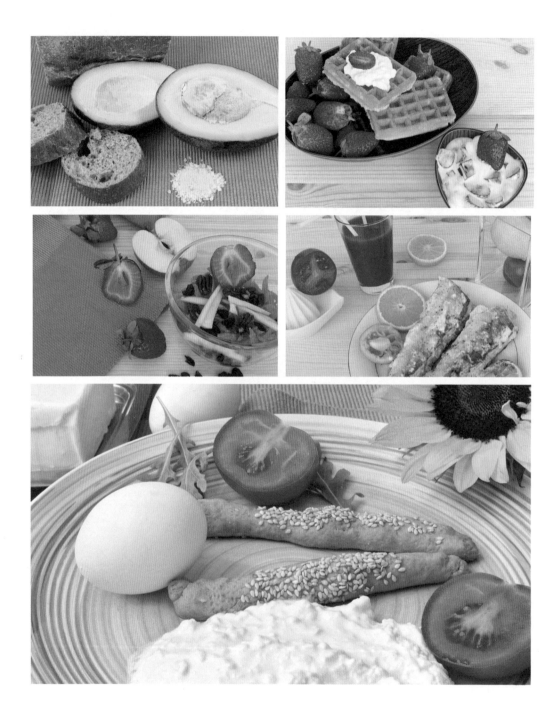

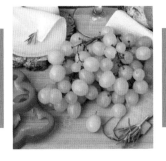

第四章

让营养守护
你的身体器官

减少白发，预防脱发，怎样吃能使头发更健康？

　　头发变白的根本原因是毛囊黑色素减少，这可能与酪氨酸不足、酪氨酸酶活性降低、黑色素合成障碍等有关，某些疾病（白化病、白癜风、甲亢、脑垂体相关疾病等）、遗传、衰老、饮食、精神压力等因素都有可能造成白发。如果是由其他疾病导致的白发，首先要去除病因。在排除了疾病等因素的影响后，可以从均衡营养、生活规律、舒缓情绪等方面来尽可能延缓白发的产生。

均衡营养

　　与身体、皮肤一样，头发的健康也需要均衡的营养。由于不当节食、某些疾病等原因导致营养不良的人往往出现头发干枯没有光泽、皮肤暗淡缺乏弹性等问题。因此，我们应该做到平衡膳食。

　　缺乏维生素B_{12}、泛酸、叶酸等B族维生素，蛋白质，铁、锌、钴等微量元素，往往也会影响头发的颜色与成分，要注意适当摄入肉类、蛋类、海产品、绿色蔬菜、酵母、坚果以及豆类等食物。尤其是维生素B_{12}，富含维生素B_{12}的食物有鸡蛋、奶酪、鱼肉、牛肉等，除非是素食人群，否则一般人体的需要比较容易得到满足。传统观念认为黑色食物，如黑芝麻、黑豆等可以乌发，但目前尚缺乏科学依据。这些食物中的确含有部分有利于头发健康的营养素，但从功能上来说，与前面提到的动物性食物、坚果等食物没有本质区别，可以作为日常均衡饮食的选择之一。

提示：曾经红极一时的"乌发神器"何首乌已被证实具有肝毒性，不推荐作为治疗白发的药物来使用。

养成良好的生活习惯

1.戒烟。有动物实验表明，长期吸烟除了导致小鼠生殖系统发育受到影响、肺气肿风险增加之外，还会出现脱毛、白毛等现象，因此考虑到吸烟有害健康（癌症等疾病的发生率升高），还是建议戒烟。

2.作息规律。保证充足睡眠和心情舒畅，每日适当运动和足量饮水（1500ml/d，大量出汗时适当补充水分和电解质）。

减少头发和头皮的损伤

发干中的主要成分是角质蛋白，所有能让蛋白质变性的因素都不利于发质健康，例如紫外线、游泳池中的氯、电吹风温度过高（>60℃）等。此外，过度抓挠、拔白头发、反复烫染等都容易刺激和损伤头皮、毛囊，引起过敏或炎症，容易导致白发滋生。

因此，平时可适当按摩头皮，注意头皮防晒，游泳时戴泳帽并及时冲洗，注意电吹风的距离和温度，减少头发烫染次数，洗头时轻揉、从根部剪掉白头发（拔头发并不能让白头发不再长），尽量保护头皮和毛囊的健康。

关于染发剂

已经出现的白发是不可逆转的（如果白发突然变黑，需考虑是否为疾病信号），想除掉它们，能做的除了从根部剪掉之外，基本上只有染发了。

染发剂大多为化学制剂，反复染发会刺激并损伤头皮和毛囊，反而会导致白发的产生。即便是所谓的纯天然的植物染发剂也并非真的安全，它们依然含有会损伤发质的过氧化氢等强氧化物。

此外，由于这些天然植物染发剂往往只能覆盖头发表面的毛鳞片，其颜色并不能长久保持，反而容易增加染发的次数。

虽然目前并没有可靠证据表明普通人使用染发剂与癌症发生率的升高有关（美发师的膀胱癌风险确实比一般人高5%），但考虑到发质损伤、致敏性等问题，建议尽可能减少染发次数。如果实在要染，那么要选择正规大品牌的产品。第一次使用前要在手肘或耳后涂抹少量染发剂测试48个小时，观察有无过敏反应。自行染发时注意戴手套，染发时尽量不与头皮接触。孕妇以及头皮有破损者禁用染发剂。

脱发的原因

我们在正常情况下每天也都是会脱发的，只是多数人那些头发还可以再长回来，而如果头发状态异常或过度掉落（比如每天超过100根），那就需要警惕了。压力可以导致脱发，除此之外还有很多原因，比如：

1.某些疾病导致的脱发，如甲状腺疾病、糖尿病、系统性红斑狼疮；感染性脱发，各种病原体的感染导致的毛发疾病；高烧；拔毛癣。

2.长期服用某些药物，接受癌症放化疗，某些化学性或物理性脱发。

3.雄激素性脱发，属于常染色体显性遗传的多基因疾病。男性脱发绝大多数属于这种情况，女性也有一多半是这种情况。

4.饮食中蛋白质和铁含量不足，或饮食失调，如厌食症和贪食症，体重骤然波动。

5.内分泌失衡，尤其是女性，还有产后脱发等。

脱发严重该怎么办?

很多人脱发好像跟疾病和药物都无关，那么很可能是压力导致的，也不能排除雄激素性脱发。女性因缺乏铁和蛋白质而脱发的现象也比较常见。

如果是雄激素性脱发，临床上最常见的是采用口服非那雄胺和涂抹米诺地尔的治疗方法（女性的话，不能口服非那雄胺），具体应由医生判断是否需要服用药物或者采用其他疗法。

整体来说还是应该及早治疗，否则毛发休止期延长、生长期缩短、毛囊彻底萎缩，也就无药可救了。不过确实可能成本会比较高，而且停药后毛发还是会脱落。

生活方式建议：

1.合理作息，保证充足的睡眠，至少每日睡7个小时，减少压力。

2.均衡饮食，保证蛋白质的摄入量（男：65g/d，女：55g/d）和铁的摄入量（男：12mg/d，女：20mg/d）。女性如果平时动物性食物吃得少，可以考虑服用铁剂，并且养成吃蔬菜、水果的习惯。

3.控制血糖，注意皮肤清洁。

如何应对水肿？

水肿，顾名思义就是身体的某些部分变得肿胀，其机理是因为液体聚集在组织中，最常见的是胳膊、腿等部位。

如何发现水肿？

一般来说，水肿是血管壁的通透性增高，血管内的液体大量聚集在血管周围的皮下组织间隙中形成的。可用手指按压水肿部位，如脚腕、下肢、面部等，严重者往往出现明显凹陷且恢复较慢。按照细胞间的液体分布类型，水肿可分为全身性水肿（弥散型）和局部水肿（局限型）。

水肿时手臂和腿都会感到肿胀，甚至变重，特别是当你按下肿胀的部位时还会留下凹痕。有些人穿衣服或者戴首饰时可能会感觉到紧，关节也可能会在活动的时候受限，甚至某些部位会感到疼痛。

由医生排查病因

引起水肿的因素包括：

1.疾病。比如心源性疾病、肝肾疾病、淋巴液流通受阻、静脉阻塞等。心源性水肿一般出现在身体下垂部位。肾源性水肿常常是晨起时眼睑、面部及下肢水肿，肝硬化晚期也可能会出现踝部及下肢水肿。水肿部位会随疾病加重而从早期部位逐渐扩展至全身。另外，甲减等疾病也可能会引起黏液水肿（含有大量胶原物质和黏蛋白）的情况，但用手按压时往往不会出现凹陷。

2.营养不良。长期蛋白质摄入量不足或疾病终末期等情况会导致营养不良，从而导致低蛋白血症，出现身体下垂部位水肿。

3.药物。如钙离子拮抗剂、糖皮质激素、口服避孕药等。

4.妊娠。怀孕之后会出现内分泌失调、血液容积改变等生理现象，从而发生血液循环不畅、血蛋白水平相对减少等情况，往往会导致水肿。另外，水肿虽然并不属于遗传性疾病，但某些可能会引起水肿的疾病会在妊娠期或生产过程中传染给胎儿或新生儿，例如乙肝。

5.其他。经期内分泌失调、过敏、昆虫叮咬、创伤或感染等应激炎症反应以及情绪激动也可能引起局部短暂水肿。机体代谢速率较低、水分和钠摄入量过多（特别是晚餐）、缺乏运动等因素也不利于体内水分排出，引起水肿。

总之，发现水肿应当及时就医，由医生来判断是由什么原因引起的。一般需要通过检查肾功能、甲状腺功能、血蛋白水平等方法来确诊。治疗原发疾病才是治本。

防水肿生活建议

如果确认不是其他疾病导致水肿的，那么可以考虑是不是自己的饮食习惯或者生活习惯导致的。对于一般人来说，脸、脚、手水肿可能是暂时的，很快就能够消失。再有就是有些人可能站了很久，或者坐了很久，也容易发生水肿。特别是那些经常坐飞机的人，建议你选择靠过道的座位，不时地起来走动走动。还有教师等长时间需要站立工作的人，也要注意活动。有些女性在月经期间或者怀孕期间也可能发生水肿，而怀孕期间的水肿，除非是血压非常高，一般来说是没有什么危害的。

生活方式建议：

1.对照《膳食指南》和《中国居民膳食营养素参考摄入量（2013）》的要求，思考目前饮食上有无需要改进的地方。

2.食物多样、营养均衡是前提。在此基础上，保证优质蛋白的摄入，例如鱼虾类、大豆及其制品、奶类及其制品、蛋类等。咖啡、茶、红豆、绿豆、扁豆等食物具有一定的利尿作用，而鱼虾类（含n-3多不饱和脂肪酸）、蔬菜水果（含抗氧化物质）对于炎症有一定的缓解作用。

3.注意控制每日钠的摄入总量，应少于6g。一般含钠的包括食盐、酱油、果脯、烟熏及腌制食品等。烹调方式上少用煎炸、辛辣等刺激性做法，多用蒸、煮、烩、炖等相对清淡的方式。

4.适量饮水，少量多次。体内水的来源包括饮水、食物水及代谢水。正常情况下，成年男性每日适宜饮水量为1700ml，成年女性为1500ml，推荐少量多次饮水，每次小口饮用。合理安排饮水时间，睡前2个小时不要摄入过多水分。

5.运动。适量的运动，增加瘦体重可以加快新陈代谢，有利于血液循环。建议根据个人实际情况，每天进行30—60分钟有氧运动，每周2—3次肌肉阻力训练。大量出汗时要注意补充适量水和电解质。

6.生活规律，充足睡眠，保持舒缓情绪。长时间保持直立姿势时要注意起身活动，避免久坐久站。衣物不要过紧，否则不利于血液循环，尽量穿平底鞋。入睡时可将脚抬高过心脏。

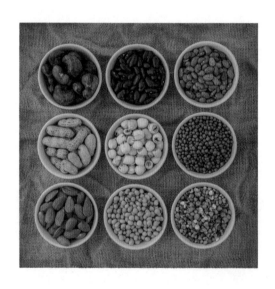

儿童甲营养不良怎么办？

引起甲营养不良的因素有很多，可能是先天性的甲形成不全，也可能由于后天营养缺乏，例如维生素A缺乏、缺铁性贫血等；或者是某些急慢性疾病导致的营养障碍，例如甲状腺功能低下等；其他如外伤、冻疮、烧伤及许多局部因素，特别是甲周围皮肤病，也会造成甲营养不良。

例如，4岁儿童正处于学龄前期，与成人相比，正在迅速生长发育，需要更多的营养。如果甲营养不良单纯由营养缺乏引起，主要考虑补充蛋白质、维生素A和维生素E、钙、铁等，其他营养素可按照学龄前儿童的正常营养需求摄入。具体如下：

1.能量。建议学龄前儿童每日摄入能量1200—1400kcal，男孩稍高于女孩。

2.脂肪。脂肪提供能量占总能量的20%—30%。建议食用富含α-亚麻酸的大豆油、低芥酸菜籽油、脂肪酸比例适宜的调和油为烹饪油，多选择富含n-3多不饱和脂肪酸的水产品。

3.蛋白质。建议学龄前儿童每日摄入量为30—35g，且对于蛋白质的质量，尤其是必需氨基酸的种类和数量有一定的要求。其中动物性食物的蛋白质占50%，例如肉、蛋、奶类，此外大豆及其制品也应该适量摄入。

4.碳水化合物。 以谷类为主，谷类与豆类混合食用可以使蛋白质互补，提高利用率。不宜食用过多的糖和甜食。每日推荐碳水化合物摄入量占总能量的50%—65%。

5.膳食纤维。 粗麦面包、麦片、蔬菜、水果等可作为膳食纤维的主要来源，但不宜过多，否则容易引起胃肠胀气、不适或腹泻，影响其他营养素的吸收。

6.矿物质。 重点关注钙、碘、铁、锌。（1）钙。奶及奶制品是钙的理想来源，豆类及其制品、深绿色蔬菜、坚果等亦可作为良好来源。保证每日奶的摄入量不低于300ml，但不宜超过600ml。（2）碘。缺碘易导致儿童生长发育障碍，含碘较高的食物主要是海产品，如海带、紫菜、海鱼、虾贝类。除了每日食用碘盐外，建议每周至少吃1次海产食品。（3）铁。儿童对于铁的需求较多，且由于食用贫铁食物比如奶类较多，容易导致铁缺乏。建议补充动物肝脏、动物血、瘦肉，同时补充维生素C，有利于铁的吸收。（4）锌。儿童锌缺乏容易出现味觉异常、嗜睡、抵抗力差、易感染、生长迟缓等问题。建议补充海鱼、牡蛎、家禽肉、蛋等蛋白质食物，来保证锌的摄入量。

7.维生素。 重点关注维生素A、B族维生素、维生素C。（1）维生素A。每周1次摄入动物肝脏，每天摄入蛋黄、牛奶、深色蔬菜水果，或在医师指导下使用鱼肝油等补充剂。（2）B族维生素，特别是维生素B_1、维生素B_2和烟酸。主要来源是粗粮、坚果、豆类、瘦肉、动物内脏、酵母制品、蛋类、奶类等。（3）维生素C。主要来源是新鲜的蔬菜和水果，尤其是鲜枣、柑橘类的水果，以及有色蔬菜，如青椒、油菜、韭菜、白菜、菜花等。

在膳食结构和饮食习惯方面还要注意：

1.多样食物合理搭配。每日膳食应由适宜数量的谷类、乳类、肉类、蛋类、蔬菜水果组成，做到轮替交换，食物多样。

2.专门烹调，易于消化。学龄前儿童的食物要专门制作，减少食盐和调味品，烹调质地要细软易消化。

3.制定合理的膳食制度。学龄前儿童胃容量小，肝糖原储存较少，又活泼好动，容易饥饿。应以"三餐两点"为宜，正餐之间适量加餐（酸奶、水果等）。

4.培养健康的饮食习惯。每日喝奶、饮足量水，不挑食、不暴饮暴食、少零食。自主进食，规律进餐，细嚼慢咽，口味清淡。

当然，如果有其他系统疾病或者由于其他系统疾病导致的营养缺乏，需及时去正规医院就诊治疗。

对性能力起积极作用的食物存在吗？

关于提高性能力的食物——俗称"春药"，民间有很多偏方，大多都是以形补形的原理，但是效果你懂的。

早在1989年，美国FDA就已发布裁定，"没有安全有效的非处方类（OTC）春药"。所以，那些随随便便就能买到、随随便便就能用的、号称有奇效的药物其实不靠谱，安全性也有待讨论。

此前已经在微博上辟谣的一些食品我们已经看见过，市面上一些声称具有补肾壮阳功能的保健食品可能也是非法添加了西地那非（即伟哥成分）。国家食品药品监督管理总局2016年还专门发文警示过。

除了药物，再来说说和男性生殖健康有关的营养素，主要有维生素A、维生素E、锌、硒等。

维生素A

维生素A能维持正常的生殖功能。常见的富含维生素A的食物是各种动物肝脏、鱼卵、鱼肝油、全奶及其制品。此外，深色蔬菜水果，如胡萝卜、豌豆苗、辣椒、空心菜、菠菜、杧果、杏、柿子等富含维生素A原，可以转化成维生素A。成年男性每日维生素A的推荐摄入量是800 μgRAE。

维生素E

维生素E与生殖功能和精子的生成有关，但与性激素分泌无关。常见的富含维生素E的食物有麦胚、向日葵、豆类、种子类、坚果和植物油。成年男性每日维生素E的适宜摄入量是14mgα-TE。

锌

锌能促进性器官的正常发育，还可能与脑垂体分泌促性腺激素功能有关。锌缺乏主要影响激素睾酮和肾上腺皮质类固醇的产生和分泌，使性功能减退、精子产量过少等。常见的富含锌的食物有贝

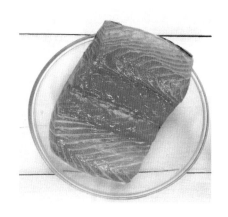

壳类海产品（其中牡蛎含量最高）、红肉类、动物内脏等，成年男性每日锌的推荐摄入量是12.5mg。

硒

硒有利于生殖健康。硒缺乏可能导致精子活力低下、畸形等。动物性食物如肝肾、肉类，以及海产品是硒的良好来源。成年男性每日硒的推荐摄入量是60μg。

但以上这些仅仅是维持生殖健康而已，并不能起到提高性能力的作用，而且并不意味着摄入越多越好，过量摄入还会出现中毒症状。好好生活，用健康的生活方式（控制体重、戒烟限酒、充足睡眠、适度运动、均衡营养、放松心情）享受每一天与另一半在一起的时光才是王道。

如何减掉肚子上的脂肪？

无氧运动减脂吗？

无氧运动也是可以减脂的。

首先，我觉得减脂的意思应当是减少皮下脂肪，让肌肉轮廓更加清晰，这个最需要的是产生能量亏空，将这部分囤积的脂肪减掉。

无氧运动消耗的能量也是来自体内的储备能量，在你产生能量亏空以至于动员脂肪的情况下，就可以逐渐减少体内囤积的脂肪。更何况人体并不仅仅做无氧运动、有氧运动，就算是在不运动的情况下也会消耗大量的热量。

因此，只要有合理的运动量，就可以起到减脂作用。有一些人误以为短时间内无氧运动往往都是消耗糖元，宣传只有锻炼30分钟以上才会动员脂肪……

其实脂肪酸代谢一直都是有的，只是两种来源的比例不一样而已，有氧运动的优势在于可以坚持更久的时间，因此消耗的热量总量往往更多，但对于时间有限的都市人群来说，无氧运动的优势自然也很大。

有什么特殊方法可以减掉肚子上的脂肪吗？

想要减掉肚子上的脂肪，单纯靠仰卧起坐之类的运动是没有特殊效果的。

人体没有办法来局部减脂，只能全身脂肪成比例地减少。所以，还是需要控制总热量，让皮下脂肪以及内脏脂肪逐渐减少。我的建议主要有三个方面：

1. 控制饮食

可以准备一些蔬菜、全谷物以及高蛋白质低脂肪的食材进行搭配，作为日常饮食的来源，不要吃各种精加工的甜食。

2. 注意压力

注意日常的生活压力，尽量保证充足的睡眠，减轻精神压力。另外，激素也会影响脂肪的囤积。

3. 增加运动强度

建议在适应了低热量饮食的情况下开始增加运动强度，可以采取先进行无氧训练再进行有氧训练的方法，一般效率会比较高。

其实减掉肚子上的脂肪只是一个目的，没有大肚子的背后体现了一个人能够坚持健康的生活方式，是一种高质量生活品质的表现。同时，患多种慢性病的风险也会下降，能让你更好地享受生活。

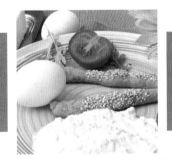

第五章

有病不要急，
健康可以吃出来

吃什么可以立竿见影改变亚健康？

警惕"亚健康"

"亚健康"其实是一个伪科学概念，因为按照世界卫生组织的健康定义，几乎没有人是完全健康的。所谓的"亚健康"一词，主要就是国内一些商家用来给那些没有疾病的人推销产品的。实际上对于没有患病的人来说，注意健康的生活方式（均衡饮食、休息、运动），采用打疫苗、洗手等疾病预防手段，定期体检，有问题及时就医，才是最重要、最有效的。

一般来说，除非是严重缺乏营养，否则很少有营养物质能够立竿见影地使人体恢复健康。很多人之所以被一些保健品营销人员忽悠，就是因为他们期待着吃一些东西能够迅速改善身体。所以，如果有人宣称他的营养方案能够立竿见影，我们一定要警惕。

真正可靠的营养建议

营养建议难以立竿见影，因此更需要大规模人群的长期数据来证明，而不是单凭个人的体验。其实，我们完全没必要把自己当作试验品。一般权威医学机构的营养指南有相对可靠的证据，而且适合特定地区的人群，值得借鉴。推荐大家去搜索一下《膳食指南》。

我的切身教训

说了这么多，还是说说我自己的经验吧。

1.不要吃糖

每当我需要参加重大活动的时候就会长痤疮，后来突然意识到，这是因为活动前我都会去找别人商讨，常常来不及吃饭，我就放纵自己，从甜品店买一堆甜食当饭吃。高血糖负荷的饮食会造成胰岛素分泌增加、性激素结合球蛋白（SHBG）降低，SHBG无法结合更多的游离雄性激素，因此游离雄性激素增加，转变为更多的双氢睾酮（DHT），导致皮脂腺分泌亢进，从而产生痤疮。当我注意到这点之后就没事了。再次强调，糖除了提供热量外没有任何好处，尽量少吃，甜饮料、甜食什么的一定要控制。

2.吃新鲜卫生的食物

有一次我没来得及吃午饭，下午的时候在医院对面的小饭店吃了一个肉夹馍（凉的，不知道什么时候做出来的），接下来24个小时腹泻了20多次。这就是为什么作为营养师的我比较推崇麦当劳、肯德基，经常提醒别人少吃冷荤食物，一定要吃热的，自己带饭的时候也要热透。

3.警惕咖啡因

咖啡因是一个影响很大的营养因素。虽然只要不加糖、奶油，其实每天喝5杯以内的咖啡也是很健康的，但我也因为喝得太多或者喝得过晚而影响了睡眠，打乱了自身节律。我现在一般一天不超过3杯，下午4点之后就不喝了。

4.足量饮水，不久坐

我是一个很忙的人，长期睡眠不足，平时压力也比较大，很多时候我总是忍着饥渴，想抓紧时间把手头工作完成。其实这样效率并不高，还是应该有一个适合自己的节律。不时活动一下，喝点水，其实有利于大脑健康，注意力集中之后效率也会提高。

怎样改善和解决口臭问题？

口臭确实非常影响生活质量，或者说对于本人可能影响没那么大，但是你身边的人会感觉痛苦，因此会破坏你的人际关系。

为什么经常口臭？

先得判断是否真的有口臭。最简单的方法是问问身边的人。还有一个方法，就是你用牙线来剔一下牙，然后自己闻闻，如果牙线的味道非常不好，甚至上面有一些血迹，那说明你确实应该去看牙医了。

比如口腔方面，龋齿、牙龈的疾病都有可能导致口臭。还有像口腔中的食物残渣以及不合适的假牙等也能导致口臭。躯体疾病也有可能会导致口臭，比如说糖尿病、肝脏疾病、呼吸道感染、慢性支气管炎、胃食管反流、鼻后滴、某些干燥症等。甚至有的时候幼儿鼻孔里有异物，也有可能会引发口臭。

有些药物可能会直接或者间接使你口干，进而引起口臭。

如何检查？

一般来说，每年应该看两次牙医。诊断口臭一般是牙医的事情，牙医除了看症状，还可能闻味道。另外，也可能会刮一下你的舌头来进行检测。一些地方也有仪器，可以具体分析，不过可能并不太好用。

如何防治口臭？

每次吃了各种含蛋白质的食物之后，及时清洁你的口腔（漱口，或者用牙线）。如果有假牙的话，这方面就更得重视了。

还有不要喝太多酒，酒精可能会使你脱水。

补充剂方面，吃点维生素C、维生素D、维生素B族，可能会有帮助。另外，多数人膳食纤维摄入不足，可以多吃点蔬菜、粗粮一类的。

吸烟也是有可能增加口臭的，所以戒烟吧。

如何清洁口腔？

再次强调口腔方面，最好每半年看一次牙医，每天坚持刷牙两次，每顿饭之后及时用牙线。再具体一点的话，每3—4个月换一把牙刷，而且尽量选择软毛的牙刷。还可以使用电动牙刷。普通牙刷当然也可以刷得很干净，但是多数人平时刷牙时间不足，电动牙刷的好处是更省心，更容易保证刷牙时间。

你还可以使用没有酒精的漱口水。常见的口臭是由一些厌氧、产硫的细菌引起的，考虑到酒精的成分可能加剧干燥，一般建议用不含酒精的漱口水。还可以考虑用一些无糖的薄荷糖。

因为舌头上也有细菌，所以别忘了刷牙的时候刷一下舌头，甚至考虑用舌头刮板。目前对于舌头刮板的效果研究还是很有限的，没有证据显示其有助于持续性地改善口臭，不过如果你的舌苔比较厚，上面有各种细菌和死细胞，那可能还是有帮助的，而且总体来说没有什么危害。

当然了，更重要的还是上述的常规口腔保健操作，工具是次要的。

慢性前列腺炎的应对方式

成因和症状

慢性前列腺炎是成年男性的常见疾病，在美国影响了10%—15%的男性群体。总体来说，导致慢性前列腺炎的确切原因还不清楚。如果出现了无法排尿、疼痛、尿频、寒战、发热、血尿、下腹部和尿道不适，应及时就医。

根据2014年版《中国泌尿外科疾病诊断治疗指南手册》，前列腺炎发病可能与季节、饮食、性活动、泌尿生殖道炎症、良性前列腺增生、下尿路症状、职业、社会经济状况以及精神心理因素等有关。

其中，吸烟、酗酒、嗜辛辣刺激性食物、不适当的性生活（过多、过少、不当姿势等）、久坐等引起前列腺长时间充血和盆底肌肉长期慢性挤压，着凉、疲劳等导致机体抵抗力下降，以及特异体质等，是前列腺炎发病的重要诱因。

治疗方式

慢性前列腺炎的治疗目标是缓解疼痛、改善排尿症状和提高生活质量。

治疗方式主要包括：

1.**药物**。比如抗生素、α－受体阻滞剂、植物制剂和非甾体抗炎镇痛药等。对于有其他合并症的患者，例如抑郁、焦虑等，还需服用相关药物进行治疗。

2.**按摩理疗**。例如按摩、热疗、经会阴体外冲击波治疗、前列腺注射治疗、经尿道前列腺灌注治疗等，短期内可能有助于缓解症状，但很多方法的疗效与安全性尚缺乏医学证明，使用时需咨询正规医院的专业医师。

3.**心理治疗**。通过心理和行为辅导，有助于缓解紧张、焦虑等不良情绪。

饮食

如果没有其他合并症，建议均衡饮食。

1.控制能量摄入，将体重指数维持在18.5—23.9kg/m²的正常范围内。

2.限制脂类总量和比例。每天脂肪供能比不超过30%，少食或不食肥肉、动物内脏、鱼子、蟹黄等脂肪和胆固醇含量较高的食物。烹调用油选择植物油，每天25—30g。优先选择富含不饱和脂肪酸和植物固醇的植物油，例如橄榄油、菜籽油、茶籽油、大豆油、玉米油、葵花子油、亚麻籽油。少用或不用动物油、椰子油、棕榈油。选择蒸、煮、烩、熬、炖等清淡少油的方式制作食物。适当食用坚果，平均每周50—70g。

3.保证充足的蛋白质，增强免疫力。选择鱼虾类、蛋类、大豆及其制品、奶类及其制品、瘦肉等优质蛋白，减少烟熏及腌制肉类的摄入量。平均每天摄入鱼禽肉蛋总量120—200g、奶类300g、相当于25g大豆的豆制品。

4.谷类为主。每天摄入主食250—400g，增加全谷类、薯类、杂豆类食物的比例。碳水化合物宜选用复合碳水化合物。肥胖者的主食应限制，增加全谷类和薯类食物的摄入，粗细搭配。少吃加入钠盐的谷类，如咸面包、方便面、挂面等。限制单糖和双糖含量高的食物，如甜点、糖果、冰激凌、巧克力、蜂蜜、含糖饮料等。

5.维生素和矿物质供应充足。每日蔬菜300—500g、水果200—350g。其中深色蔬菜和水果占一半（绿色、红色、紫色、黄色等），例如胡萝卜、南瓜、杧果、柑橘、菠菜、油菜等。注意维生素A、维生素E、锌、硒等与生殖健康有关的营养素摄入量，常见的食物来源有动物肝肾、深色蔬菜水果、豆类、坚果、植物油、贝壳类海产品、红肉类等。

6.饮食清淡少盐，每日盐摄入量少于6g，减少酱类、咸菜、腌渍零食等高钠食品的摄入量。

7.戒酒，忌辛辣刺激性食物。

8.食物多样，推荐每天至少摄入12种以上的食物，每周25种以上。

运动

适当的运动能增强抵抗力，促进新陈代谢和血液循环，有助于缓解前列腺炎症。推荐每日30—60分钟有氧运动，每周2—3次肌肉阻力训练。

良好的生活习惯

保证充足睡眠，避免过度劳累和紧张、焦虑等不良情绪。避免久坐，少骑自行车。保持内衣清洁卫生。多饮水、不憋尿。

治疗糖尿病的关键是什么？

治疗糖尿病，控制血糖是关键。

糖尿病综合治疗原则之"五驾马车"包括饮食、运动、药物、教育、监测，一样都不能少。如果血糖控制不佳，特别是出现了相关并发症，需要及时到内分泌科就诊或入院治疗。

之后可带着各项检验结果到营养科咨询。营养师在详细了解了患者的日常饮食习惯、各类食物摄入量之后，综合相关检验指标，给出专业建议。

糖尿病患者的饮食原则

一般来说，糖尿病患者的饮食原则有以下几个方面，具体细节还请以主管大夫和营养师的建议为准。

1.控制总能量，维持适合体重。

2.保持合理的碳水化合物、脂肪和蛋白质的比例。选择低GI和低GL的食物。注意饱和脂肪酸、不饱和脂肪酸的比例。

3.保证充足的优质蛋白、膳食纤维和微量营养素的摄入，特别是抗氧化的维生素，包括维生素C、维生素E、β-胡萝卜素等。一些B族维生素参与糖代谢，还对糖尿病多发性神经炎有一定辅助治疗的作用。锌、铬、硒、钒、镁等微量元素与糖尿病之间有密切关系。

4.食物多样，合理安排餐次，每餐定时定量。

5.烹调多采用蒸、煮、烧、烤、凉拌等方法，避免煎、炸等多油的做法。选择植物油。

6.限制酒类、含糖饮料及含糖调味料。每天食盐摄入量不超过6g。

7.每天坚持运动，注意保护有病变的器官。

8.合理运用食物交换份法，设计食谱，制订营养计划。

总而言之，糖尿病患者的治疗过程是需要营养师的参与的，患者的食谱是个性化的，需要专业营养师进行设计，并观察食后的身体反应，比如血糖、体重等，及时做出调整。

体重莫名下降应该怎样安排饮食?

体重下降的原因

在没有节食或刻意减肥的情况下，即使饮食不合理，体重也不太可能会大幅度下降。短期内下降或者持续下降，需要特别警惕，检查是否有以下疾病:

1.糖尿病

有的人体重在一两个月内就会下降10公斤左右，同时伴或不伴有多饮、多食、多尿。建议及时前往内分泌科检查。

2.甲状腺机能亢进症（甲亢）

甲亢会导致机体内甲状腺激素分泌过多，造成机体蛋白质、脂肪、糖分三大营养物质代谢异常亢进，导致消瘦。该病一般会有手抖、心跳过快、排便次数增多等症状。建议去内分泌科查甲状腺功能，进行排除。

3.某些癌症

如大肠癌、胰腺癌等，早期症状并不明显，但消瘦绝对是其中之一。其他的如炎症性肠病、活动性肺结核等，除消瘦外，往往伴有明显的症状。建议去胃肠科、内分泌科、肝胆外科检查，排除其他疾病。不能一直在内科按照胃炎来检查治疗！

如果确定没有问题，可以从睡前加餐开始试着增加体重。

对于消化功能正常者，并不存在一段时间不吃某种食物，以后再吃就不能消化的情况。所以，如果以前吃了没事的东西现在吃了会不舒服，应该是消化功能出了问题，建议去外科排除消化系统肿瘤。哪怕是功能性消化不良，也要针对具体问题进行药物治疗。

怎么吃豆制品、粗粮更好消化？

豆类所含的低聚糖，如水苏糖和棉子糖，不能被消化酶分解而消化吸收，但可被肠道细菌发酵，分解产生一些小分子的气体，进而引起嗝气、肠鸣、腹胀、腹痛等症状。如果肠道本身就存在问题，对豆制品就要慎重，可以少量多次食用，尽量减少低聚糖引起的胀气。

粗粮含有丰富的不溶性膳食纤维，对人体有诸多益处，但并不是越多越好。食用过多会影响人体对蛋白质、钙、铁等营养物质的吸收。对于消化功能较差的人，食用过多会加重消化不良的症状。对于老年人，我们推荐的吃法是粗细搭配，每天粗粮或杂粮占主食的1/5左右即可。还可以将其做成粥或者米糊，在保证完整营养组合的同时提高消化吸收率，减轻胃肠道负担。

其他饮食建议

如果以上疾病都排除了，仅仅是因为胃炎导致消化不良，进而造成的消瘦，在进行相应药物治疗的基础上，还是应该按照我国膳食指南，坚持均衡饮食。不必吃素，但在食物选择和做法上应该考虑受损的消化系统。

具体建议：

1.主食粗细搭配，粗粮占1/5即可，务必做熟，也可以粗粮细作，尽量选择发酵面食。

2.奶制品选择酸奶，并且注意不要太凉，也可以喝舒化奶。

3.鸡蛋以白煮、蛋羹为主，避免煎炸。

4.鱼、禽和瘦肉摄入要适量。优先选择易消化的鱼肉，制作形式为肉糜、肉丸，更好消化吸收。

5.蔬菜、水果尽量切成小块，必要时可榨汁。

6.减少易胀气食物，如豆制品、萝卜、西蓝花、菜花、洋葱等。

7.避免各种刺激性食物，如浓茶、芥末、生蒜、辣椒等，同时避免过硬、过酸、过辣、过咸、过热、过分粗糙的食物。

8.少食多餐，规律饮食。避免一次进食大量食物，可以在睡前加餐。

9.如胃酸过多者，应禁食浓鸡汤等浓缩鲜汤、大量蛋白质、过甜食物等，避免引起胃酸分泌量增加。

抗炎饮食有什么特点？

站在整体饮食的角度来看，与身体炎症反应有关的营养成分，主要应该注意以下几点：

首先是脂肪酸的平衡。比如饱和脂肪酸和n-6系的脂肪酸都容易增加炎症反应，我们应当少吃一般的植物油以及红肉。我个人比较建议食用山茶油、橄榄油，当然还要注意加热温度。不要吃烧烤。另外，每周吃两次鱼虾。

其次是高血糖负荷的饮食比较容易诱发炎症反应。因此，要注意少吃甜食、精米白面、膨化食品……总之，对于各种富含碳水化合物且血糖吸收速度比较快的食物，最好控制总量。另外，也可以搭配一些蔬菜、豆类、肉类等。

最后是一些多酚类的抗氧化成分，比如类胡萝卜素等，这方面主要是提醒大家多吃蔬菜水果、各种杂粮，尤其是绿叶蔬菜富含镁，很不错。用黑咖啡、绿茶代替甜饮料也不错。另外，肿瘤患者不要额外服用抗氧化的补充剂。

以上这些只是考虑了抗炎作用这一个方面，事实上站在提高生活质量、预防慢性病的整体角度来看，我们还是提倡证据更加充分的均衡饮食结构，你可以参考《膳食指南》。从另一方面来说，食物的抗炎作用还是比不上各种抗炎药物，因此，如果你有慢性炎症相关的疾病，最好请医生进行诊断，遵守医嘱即可。

具体到要不要找营养师的问题，我觉得找个营养师，发现自己饮食的不合理性，看看能不能有针对性地进行调整，也是可以的。但是就抗炎这个目的而言，除非你会食物过敏，有消化道疾病、代谢性疾病，否则我个人认为没有必要找营养师。

很多朋友都知道，如果一个人受伤了或者感染了，这时候正常的炎症反应有助于缓解病情，但另一方面，非感染性的慢性炎症也会加剧肥胖及很多疾病的风险。

日常的压力、不健康的食物（比如说高血糖负荷的甜食）、很少锻炼身体，都会使你的慢性炎症风险增加。那么，什么食物可以对抗这种疾病呢？

1.各类浆果

比如说草莓、蓝莓、黑莓等，这些浆果中都富含膳食纤维、维生素和矿物质。其中的花青素含量也很高，花青素有非常强大的抗炎作用，能使人体产生自然杀伤细胞，有助于保证免疫系统的正常运转。

2.多脂肪的鱼类

那些富含n-3系多不饱和脂肪酸的鱼类，比如三文鱼、鲱鱼、鲭鱼等，是EPA和DHA的重要来源，这些脂肪酸有助于减少炎症，对于代谢综合征、心脏病、2型糖尿病、部分肾脏疾病都有帮助。也有研究发现，经常吃三文鱼或者DHA、EPA补充剂的人，他们体内的C-反应蛋白相对较低。

3.西蓝花

作为十字花科蔬菜，西蓝花营养价值非常高。经常吃十字花科蔬菜的人群，患心脏病和肿瘤的风险都会比较低。同时，西蓝花含有丰富的萝卜硫素，有助于减少炎症反应。

4.牛油果

它富含钾、镁、膳食纤维以及单不饱和脂肪酸，不过，它的性价比可能没有那么高。

5.绿茶

绿茶中的EGCG成分抗氧化效果非常强，有助于减少炎症。

除了以上食材，还可以多吃辣椒、蘑菇、葡萄、黑巧克力、番茄、樱桃等。

怎么吃对血管健康更有保障？

前两天有一位朋友留言说她患有烟雾病，已经做过血管搭桥手术了，医生说要合理饮食来保证血管的弹性，她问我补充哪种营养品可以延缓血管衰老、保持血管的弹性。

首先，我来解释一下什么是烟雾病。这是一种比较罕见的血管疾病，在日本等亚洲国家的人群中相对比较常见。英文"Moyamoya"是日语中"烟雾"的意思，烟雾病是因为脑底部的动脉主干被阻塞之后，微小的血管会代偿性增生，其分布形成的外观就好像烟雾一样，因此而得名。

治疗上，其实目前还没有药物可以阻止或者逆转这种疾病的进展。一般来说还是会建议进行手术，治疗的目的主要是降低中风的风险，恢复大脑的血流，促进脑供血。很多人也很关注究竟什么样的生活和饮食方式能够保证血管的健康，辅助治疗血管疾病。下面我们就讲一讲。

什么因素影响血管健康？

要想保持血管健康，首先是不要吸烟。其实除了吸烟以外，现在还有很多研究发现，比如空气污染，包括可吸入颗粒物的污染等，对于你的血管的危害是非常大的，因此雾霾重的地区也要注意做好防护工作。

其次是注意饮食要健康，具体内容我后面来跟大家详细解释。

再有就是应当保持血脂、血胆固醇正常，血糖、血压也应当控制在正常的范围内。

如果身体属于肥胖的类型，那应当注意积极减肥；如果有不舒服的话，也应当及时就医，每年应当至少做一次体检；如果已经查明了疾病，应当听从医生的建议积极服药。

定期的锻炼也很重要，哪怕是运动强度比较低的走路，其实对于血管健康也是很有帮助的。

吃什么能保证血管弹性？

我们具体来说说怎么吃有利于延缓血管的衰老、保持血管弹性。

首先，要保证每天至少吃5种蔬菜和水果，这方面的证据其实是比较充足的。

其次，在保证适量的脂肪的基础之上应当注意减少饱和脂肪的摄入量，它的来源包括各种肥肉、油炸食品等，它们都容易增加血液中的胆固醇。而且，总的脂肪摄入量也不要过多，多选择一些不饱和脂肪酸代替饱和脂肪酸，比如说吃一些鱼类或者是坚果。

最后，限制盐的摄入量。对于很多人来说，盐吃得太多的话会提升血压，因此，应当注意控盐，从而降低血压，减少心血管病以及中风的风险。

另外，可以常吃豆类，其中含有的植物甾醇和膳食纤维对于血管健康都挺有帮助的。

至于补充剂的话，从证据来看，基本没有什么补充剂是有效的，不过长期服用一定的n-3系脂肪酸，也许会有一些帮助。除此之外，叶酸等维生素B族、维生素C、维生素D都是比较安全的，可以按照膳食推荐量的低剂量来服用，以预防维生素的缺乏。其实更高的剂量就没有什么作用了，也是不推荐的。

胆囊炎患者该怎样安排饮食？

有朋友问我，她爸爸得了胆囊炎，人瘦瘦的，气色也不好，现在吃饭经常胀气，很少吃肉和蛋类，基本吃青菜，该怎样安排饮食和增加营养？主要建议如下：

1.能量方面，以维持正常体重为宜。可以根据身高、体重计算BMI，中国成人正常体重的判断标准是BMI为18.5—23.9kg/m²。

2.蛋白质每天摄入量为80—100g。推荐鸡肉、鱼虾、瘦肉等脂肪含量较低的优质蛋白。蛋类可用蛋白，蛋黄慎用。

3.脂肪。急性发作期要禁食含脂肪的食物，缓解期要限制脂肪摄入量，约每天50g。烹调油选用植物油，每日烹调油用量20g左右。高胆固醇血症的人，每日胆固醇摄入量不超过300mg。

4.碳水化合物要保证充足的供应量，每日300—350g。以复合碳水化合物为主，严格限制各种甜食。

5.保证膳食纤维、维生素和矿物质的摄入量。多吃蔬菜，每日300—500g，深色蔬菜占一半。每日水果200—350g。

6.少食多餐，利于胆汁分泌。节制饮食，不要暴饮暴食。膳食清淡少油，尽量避免刺激性调味品和酒类。

7.慎食全脂乳制品、肥肉、动物内脏、蛋黄、动物油。

大家可以参考一下上海交通大学附属第六医院临床营养科葛声老师的这个食谱。先按照这个食谱吃一次，饿的话再略微调整。

餐饮	食谱安排
早餐	紫菜蛋皮虾肉小馄饨（紫菜2g、鸡蛋25g、虾仁50g、猪瘦肉25g、面粉50g）
早加餐	藕粉25g、苏打饼干14g
午餐	燕麦饭（燕麦25g、粳米75g） 粟米香菇胡萝卜炒肉丁（粟米25g、香菇丁10g、胡萝卜丁15g、猪肉丁50g） 芹菜香干（芹菜150g、香干30g） 丝瓜汤（丝瓜50g）
午加餐	橙子（150g）
晚餐	粳米饭（粳米75g） 芙蓉鸡片（鸡胸脯肉50g、鸡蛋清25g） 青椒土豆丝（青椒丝25g、土豆丝100g） 毛菜木耳汤（鸡毛菜100g、干木耳5g）
晚加餐	低脂牛奶（250ml）
合计	能量1949kcal（蛋白质88g、脂肪47.9g、碳水化合物285g、膳食纤维22.43g、胆固醇259.45mg）

生病时吃发物、辛辣食物会有什么后果？

牛羊肉、海鲜是不是发物？不能吃吗？

"发物"这个概念在民间流传许久，最著名的典故当数朱元璋杀徐达的故事。据说当年朱元璋想要除掉大将徐达，便给生疮的他赐了"发物"鹅肉，徐达吃了之后不久便身亡了。其实这个故事最早出自明代笔记小说，并无正史记载。

评价这个说法，我们得回到当时那个年代。众所周知，畜禽类动物身上有寄生虫，那时候又没有科学的饲养环境和兽药，屠宰后没有冻库、冰箱来保存，加工过程也难以保证器具的卫生。加上

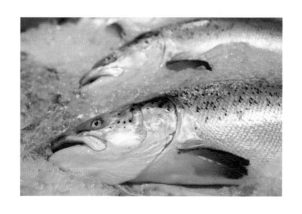

一些食物又比较少见，普通人和医者都没有机会经常吃到，可能一辈子只有几例个案可供参考。于是本着宁可信其有不可信其无的原则，把一些先后发生的事件都当成了因果关系记录下来，也就不足为奇了。类似的还有各种"食物相克"的说法。

但在资讯发达、物资丰富的今天，已经有无数实践证明这么吃是没问题的，我们并不需要在意所谓的"发物"。一般患者都可以放心吃牛羊肉、鹅肉、鸡肉、鲤鱼、海鲜。当然啦，一定要注意食品卫生安全，而本身对食物过敏或者有特定疾病营养要求的不在此列。

辣椒能不能吃？

经常有人被嘱咐说辣椒等辛辣的食物不要吃，考虑到辣椒本身并不是什么不可或缺的食材，保守地听从这样的建议当然是可以的，但这对于一些无辣不欢的人来说无疑是噩耗。究竟事实如何，还是得具体分析。

辣椒使人有辣的感觉，主要是因为辣椒素，这种香草酰胺类的生物碱会与感觉神经元的一种神经受体结合（当人受到热刺激时，这种受体也会被激活），释放神经递质传到大脑，产生"烧灼感"，同时引发各种生理反应，其中之一就是让机体误以为受伤，于是分泌内啡肽，从而产生欣快感，使人"无辣不欢"。

了解机理之后就不难理解为什么有些人吃了辣椒会腹泻（刺激肠道蠕动）、"菊花疼"（肛门的神经受体被激活）、咳嗽（辣椒素作为激发剂可以测试哮喘、慢性咳嗽的敏感度）。吃辣会引起病情恶化或者严重不适的情况自然要注意规避，但辣椒对于多数患者来说并不是禁忌。甚至一些临床试验发现，当辣椒素达到一定剂量时，对某些疾病和症状会有治疗作用。比如很多人一旦有胃病，坚决不吃辣，但辣椒素对于功能性消化不良、胃溃疡却有一定的缓解作用，至少不同人的耐受程度也是不一样的。如果没有可靠证据证明一种常见的食物有害，你自己吃了也没有不适感，那就放心地吃吧。

还有研究发现，吃辛辣食品对身体有好处。2015年，哈佛大学学者的一项基于中国人群的大型前瞻性流行病学研究发现，相比于那些每周吃辛辣食物不到一次的人，每周几乎天天吃辛辣食物的人总死亡率降低14%。不过该研究并不能作为个人饮食依据，毕竟同样是辛辣食物，低热量且富含矿物质的四川泡菜与高脂肪的烤肉显然是不同的。

最后提醒一下，如果你很怕辣，可以通过喝全脂牛奶、冰水来缓解。

能吃红肉吗？

说到肉，我提醒大家平时少吃红肉，大约每天不到50g，可以通过鱼虾、豆类、蛋、奶、坚果、粗粮等多种食物来满足蛋白质的需要。主要是因为红肉中饱和脂肪酸比例高、热量高、含铁过多，长期大量食用红肉，特别是加工过的红肉，会增加结直肠癌和心血管系统疾病的风险。但是，如果你存在蛋白质热量营养不良、缺铁性贫血、锌摄入不足等问题，或者是患有其他高消耗性疾病时，这时可以将红肉看作是营养价值很高且容易消化吸收的食物，有条件的话，吃个三四两都是可以接受的。

脑血栓患者饮食的8个原则

主要饮食原则是控制膳食能量的摄入，控制体重，减少脂肪总量、饱和脂肪酸和胆固醇含量，限制单糖和双糖摄入量，供给充足的矿物质及维生素。

1.能量

如果超重（正常BMI为18.5—23.9kg/m²），每天应比原来减少摄入300—500kcal的能量。保证每天至少运动30分钟，但是时间不要过早，运动强度不要过大。体重正常者，每天能量摄入量可按每kg体重25—30kcal来计算。

2.蛋白质

蛋白质供能比为12%—15%。蛋白质来源尽量多选用大豆及其制品，如豆腐、豆干等。不宜食用豆豉、豆瓣酱、腐乳等含钠较多的加工豆制品。此外，鱼虾类、瘦肉、蛋清、脱脂或低脂奶类也可作为优质蛋白的来源。

3.控制脂肪

脂肪供能占总能量的比例不超过25%。只用植物油，优先选择富含单不饱和脂肪酸的橄榄油、菜籽油、茶籽油。少用或不用动物油、椰子油、棕榈油。每日烹调用油25—30g，烹调方式宜用蒸、煮、炖、熬、烩、生拌等少油方式，少用煎、炸等方式。可适量食用坚果，每周不超过50g。

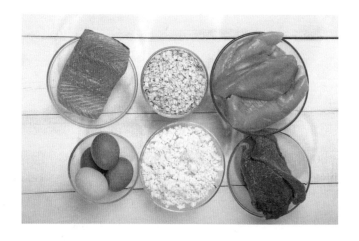

4.限制胆固醇

每天从食物中摄入的胆固醇量应不超过300mg，禁用高胆固醇食物，如内脏、鱼子、脑、蟹黄、蛋黄等。

5.碳水化合物宜选用复合碳水化合物

肥胖者应限制主食，增加全谷类和薯类食物的摄入，粗细搭配。少食加入钠盐的谷类，如咸面包、方便面、挂面等。限制单糖和双糖含量高的食物，如甜点、糖果、冰激凌、巧克力、蜂蜜等。

6.保证充足的维生素和矿物质

蔬菜每天摄入500g，深色蔬菜占一半。推荐食用些富含钾的蔬菜，例如菠菜、芥蓝、莴笋叶、空心菜、苋菜等。水果每天200—350g。

7.食物多样，清淡少盐

推荐低盐膳食和高钾膳食，适当增加钙、镁的摄入。

8.慎选饮料

限制饮酒，不饮用含糖饮料和碳酸饮料，可选择白开水、淡茶、蔬菜汁等，每天1600ml左右，最好别喝果汁。

以上只是一些大致的饮食方向，但能做到就已经很不容易了。鉴于高血压、脑血栓患者常常伴有其他相关疾病，建议到专业医院的营养科就诊，定期监测，请专业营养师结合患者的实际情况综合评估，给出个性化的饮食方案。

至于生活细节方面，主要是不能贸然停药，不要过度劳累。如果有异常情况，及时就诊。平时最好咨询一下康复师，看看有没有什么功能训练会对自己有帮助。

食管溃疡的人怎么吃饭？

治疗期间最好吃什么东西？

如果是比较严重的溃疡，甚至出现了穿孔，务必严格遵守医嘱，有的时候可能需要放置经鼻胃管管饲。如果是腐蚀性的损伤，急性期一般建议摄入清流食，比如低脂牛奶、鸡蛋清、温热的汤、藕粉，避免所有刺激性和含酒精的食物。

如果只是食管下段的浅小溃疡，只要均衡饮食就行了。另外，可以适当增加蛋白质的摄入，因为蛋白质可以刺激胃泌素的分泌，保证食管下括约肌压力增加。

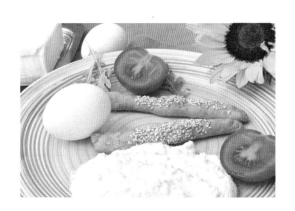

哪些食物不能吃？

海鲜是可以吃的。含酒精和酸的应该少吃一些，因为这样有可能会刺激你的溃疡面，不利于愈合。再具体一点，巧克力、鲜柠檬汁、鲜橘汁、辣椒、咖喱、胡椒粉、蒜、薄荷等都要小心，如果引起不适，就别食用了。至于咖啡和茶叶，比较有争议，看你个人的反应，很想喝的话，佐餐食用还是没什么问题的。脂肪最好限量，因为脂肪会延缓胃排空，刺激胆囊的收缩和分泌，降低你的食管下括约肌压力，从而更容易使胃食管反流，进而造成食管酸化和继发性的黏膜损伤。

疾病治愈后饮食应该注意什么方面？

数量上最好控制一下，不要吃太多。上述刺激性的食物仍然要警惕。注意细嚼慢咽，少食多餐，如果吃得太饱，容易出现一过性的食管下括约肌松弛。再一个就是注意预防肥胖，肥胖会使得你的腹腔内压力增加，加重食物反流。整体的饮食结构，还是按照均衡饮食的原则来就可以了，没有什么特别需要注意的。

烧心泛酸，反流性食管炎该怎么办？

症状

胃食管反流是一种由于食管下括约肌功能异常，导致胃酸、胃酶等内容物反流进入食管的疾病。当酸、碱等成分反流导致食管黏膜破损时，就是反流性食管炎。

这其实很好理解，你的胃就好像是一个水瓶，食管下括约肌就好像是瓶塞，当你的塞子没有塞紧的时候，水瓶里的东西自然容易随着水瓶摇晃而溢出。

胃食管反流的典型症状是胸骨后的烧灼感，俗称"烧心"，此外会出现泛酸、咳嗽、咽喉肿痛、声音嘶哑、咽部梗阻感等。我当时就是因为夜间咳嗽，看的是我们医院耳鼻喉科嗓音门诊，被大夫确诊的。至于怎么正规诊断治疗，我就不细说了。有症状的话，及时就医就是了。一般来说，早期食管炎是可以自愈的，而如果长期严重溃疡，愈合后甚至可能造成食管狭窄，只好做手术。反复刺激会使下食管黏膜层细胞发生变化，甚至发展为癌症。

护理

胃食管反流的患者，通过控制饮食确实可以缓解症状。重点要警惕脂肪多的食物、巧克力、咖啡因饮品、酒精、可乐等，这些食物，有的使括约肌松弛，有的刺激胃酸生成，有的使胃排空延迟。此外避免暴饮暴食、控制体重，戒烟也很重要。有些药物，比如引起副交感神经兴奋的抗抑郁药，也有可能加重胃食管反流。高度精神压力下的应激反应也会加重病情。再有就是可以试试睡前3个小时不要吃东西，睡觉前把头部稍微抬起，大约比床面高出15厘米即可。

饮食

1.喝奶

既然要限制脂肪，牛奶能不能喝？我想增重，全脂奶粉还能吃吗？全脂奶粉确实是一种很有营养的食物，富含优质蛋白质、维生素和矿物质，而且能量密度又高，配合高热量的饮食，对于增重是有帮助的。而且很多有胃病的人可能都有体会，胃疼的时候喝一大杯冷牛奶会舒服许多。但是，牛奶中的脂肪、钙含量都很高，这些都是会刺激胃酸分泌的，所以喝了牛奶，过一段时间后有可能加重不适。因此，我建议根据个人的情况而定，少喝点，不要空腹喝，如果没有不适，再继续喝。

2.苏打水

也有人希望通过经常喝苏打水对抗泛酸。其实只要是喝水，都有助于稀释胃酸，对于缓解当时的症状是有帮助的。但是不要寄希望于苏打水中的碱性能够中和胃酸，反而苏打水中有较多的二氧化碳，更容易引起你的胃部不适，造成胃胀。因此，我并不建议为缓解症状而去喝苏打水。

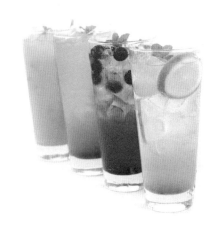

3.其他

常见的还有吃馒头，特别是烤馒头片这种"食疗偏方"。总体来说，食物消化过程中产生的食糜确实在一定程度上能起到隔离胃酸的作用，但是从长远来说意义不大，还是建议进行正规治疗。

化疗患者的饮食提醒

化疗的不同阶段

1.准备化疗

饮食原则是高碳水化合物、高蛋白质、高维生素、低脂肪。食物选择上，不需要担心发物，也不用对高蛋白食物忌口。家属在饮食上可以加少量红枣、当归、黄芪，以增强患者的信心。另外，人参也有一定的抗疲劳作用。但切忌盲目进补，一些药食两用的中草药还可能与其他药物相互反应。

当日饮食

如果没有特别不适，不用在意。化疗前2小时不建议大量进食，以避免食物囤积在胃部引起不适。化疗2小时内消化道反应较重，应避免进食。当日早饭可提前1小时，晚饭推迟1小时，并选择在肠道反应轻的时候进食。

进食习惯

少量多餐，每次饮食量可以减少，饮食速度不能过快。饭后不要立即躺下，避免胃食管反流。饭后（包括吃零食）注意漱口，保证口腔卫生，及时用牙线，以避免残渣造成感染。

食物选择

在参考正常食品卫生原则的基础上，注意避免过冷、过热、过酸食物，尤其是咖喱、辣椒、葱等刺激性食物。

2.化疗后期

化疗后选择营养丰富、容易消化吸收的食物，禁酒。

基本原则

增加进食总量，增加食物种类，增加进食频率。

重点措施

保证足够的主食，经常在两餐之间吃零食，睡前加餐。

保证蛋白质的摄入量，比如肉类、家禽、鱼和鸡蛋。选择肉馅、鸡、鱼等更容易消化的食物。内脏（如肾脏和肝脏）是最经济的来源。

选择高脂肪的食物，如果出现不适（比如腹泻），则减少脂肪的摄入，直至症状缓解。

健康零食包括坚果、水果、酸奶、胡萝卜和花生酱面包片等。每餐之间均可以增加零食，需要卧床的人，食物应当放在触手可及的地方。

有消化道反应怎么办？

厌食

对肉反感，可以用蛋、豆等代替，经常更换食物的品种及制作方法。

饭前饮少量开胃饮料，配佐食小菜。对食物的喜恶不是一成不变的，可以多尝试。

尝试加糖、盐或者醋。觉得没味道，可以用不同的调味品。喝饮料时嫌味道不好，可以用吸管。经常喝水，注意口腔卫生。早餐食欲较好，丰盛一些。加餐可选芝麻糊、冰激凌之类的能量较高的食物。

呕吐

食物干、湿分开，进食的时候少喝水。选择容易消化的清淡食物。避免油腻、有强烈气味的食物。咸味、酸味比甜味容易接受，温凉比热的容易接受。不能吃干硬的，可以就点水和冰棍。

小心长时间空腹引起的厌食。可以干、稀分开进食。饭后不要立刻平卧。姜、薄荷有助于抑制呕吐。保持室内通风，排除厨房内的油烟。安排好服药和进食的时间。

口腔溃疡

用柔软的牙刷刷牙，用淡盐水漱口。

腹泻

限制膳食中的脂肪，用酸奶代替牛奶。限制豆类、菜花、萝卜等容易胀气的食物。限制麦麸、坚果、粗糙蔬菜。多选择苹果泥、胡萝卜泥等富含果胶的食物。没必要完全禁食。

便秘

保证多吃新鲜蔬菜水果，增加饮水量，保证适量运动，也可以适当按摩腹部结肠。

其他

放疗时，照射腹部可能会引起食欲缺乏、恶心、呕吐等。饮食不必过多限制，少量多餐。如果引起食管黏膜水肿、吞咽困难等情况，可以吃一些清淡、少油的流质饮食，比如藕粉、冲鸡蛋、烂面条等。尽量将食物加工得容易消化吸收。同时注意通过吃补充剂的方式补充维生素和矿物质。

最后，给大家提供一个判断体重降低的方法：

标准体重（kg）= 身高（cm）−105

短期内体重下降容易忽视，两种判断方法：

①称重，3个月内体重下降10%。

②衣服宽松，不再合身。

胆囊切除术后饮食建议

术后饮食原则

目前，切除胆囊很多时候都会采用腹腔镜下切除的方式，这种手术方法的并发症会比较少，创伤也会比较小，效果又很明显，是治疗良性胆囊疾病，比如胆囊炎、胆囊息肉、胆囊结石非常合适的手术方法。多数患者在手术之后一两天甚至是手术之后12个小时左右就能够恢复进食了，恢复进食之后应当逐渐调整。

最早期的时候进食少量流食，比如说喝一些米汤，如果喝了之后没有腹胀、恶心等症状，就可以吃一些低脂肪的半流饮食，包括

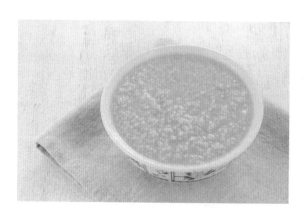

大米或者小米粥、烂面条、面片汤等，再逐渐过渡到低脂肪的普通食物。之所以要强调低脂肪，是因为胆囊中储存的胆汁对于脂肪的消化吸收具有重要的意义。

正常的胆囊可以储存胆汁、浓缩胆汁、排出胆汁、分泌黏液等，当胆囊被切除之后，机体便失去了这些功能，对脂肪的消化功能影响最明显，一旦吃的食物中脂肪含量比较多，就容易引起消化不良，甚至还会造成脂溶性维生素，比如维生素A、维生素D、维生素E、维生素K的吸收障碍。不过一般来说，机体会逐渐适应，可能只需要2—3个月的时间。

术后饮食的三个阶段

按照上述的原则，做完手术之后的饮食可以分为三个阶段：

第一个阶段： 从做完手术到出院的这段时间。

做完手术之后，由于胃肠道受到刺激蠕动，这时候应吃一些流质食物，比如说米汤、藕粉、果汁，随后逐渐改为大米稀饭、豆腐羹、枣泥、米糊、面片、面条等半流质食物。

第二个阶段： 从出院后到做完手术2—3个月的这段时间。

这时候身体开始逐渐耐受手术后的状态，饮食上应当以减少脂肪摄入量为原则，尤其是一次不要摄入太多的动物性脂肪，采用少食多餐的方法，每一顿饭都不要吃得特别饱。

吃的东西以低脂肪的半流质食物或者软饭为主，比如说各种粥类、面条、面片、面包、豆腐、饼干、鸡蛋清、脱脂牛奶、瘦肉、少膳食纤维的一些蔬菜水果等。烹调方法以炖、蒸、煮、汆为主，让食物尽量软烂。同时，不要吃肥肉、内脏、蛋黄和油炸食品，也不要吃高脂肪、高热量的快餐食品。

第三个阶段： 做完手术3个月以后。

经过两三个月的适应，人体连接肝脏和小肠的胆总管开始逐渐扩大，部分代替了胆囊储存胆汁的功能，这个时候可以恢复正常的饮食。当饮食恢复正常之后，还是应当少食多餐，保持低脂肪、低胆固醇、高蛋白质的饮食结构，忌吃脑、肝脏、肾脏、油炸食品以及各种肥肉，更不能喝酒。

每天蛋白质还是要保证，注意选择一些脂肪比较少的蛋白质食物，比如说脱脂奶、鸡蛋清、海鱼等。有必要的话，可以吃一些复合型的维生素矿物质补充剂，这样能够避免维生素缺乏。

总而言之，对于一个胆囊切除术后的人来说，坚持低脂肪的饮食原则是最为重要的。

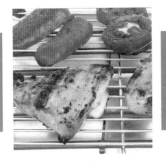

第六章

特殊人群
需要特殊关爱

老年人：上了年纪饭量小、身体消瘦，怎样改善？

营养

1.摄入充足的食物，以获得足够的能量，增加营养素。一般推荐老年人每日摄入谷类200—250g（其中全谷类和杂豆50—150g）、薯类50—75g、蔬菜300—450g、水果200—300g。蔬菜、水果应尽量选择深色的，以获得其中富含的抗氧化营养素。

应采用多种方法增加食欲和进食量，每天至少吃12种食物。老人饭量小，注意在餐前和就餐时少喝汤水，少吃汤泡饭。建议采用少吃多餐的方式。加餐时食物选择应以粗粮点心、薯类、牛奶、水果、坚果为宜，坚果每日可食10g。

饭菜应少盐、少油、少糖、少辛辣，以保证食物的自然味道，做到色香味美、温度适宜。食物制作应该细软，以减少消化吸收负担。可将食物切小切碎，或延长烹调时间。如将肉类切丝或剁成肉糜，将粗粮、坚果等坚硬食物磨成粉末或小颗粒等。多采用炖、煮、蒸等烹调办法，少煎炸和熏烤等。细嚼慢咽，预防呛咳和误吸。

2.摄入充足的蛋白质。每日蛋白质摄入量应达到1.0—1.5g/kg，其中优质蛋白质（如畜禽、鱼类、奶类、蛋类）应占到至少一半。可以考虑服用富含亮氨酸和谷氨酰胺的蛋白质补充剂（如水解乳清蛋白粉）。与年轻人相比，老年人的合成代谢效率下降，因此需要摄入更多的蛋白质，以保证机体蛋白质合成。每日所需摄入的蛋白质应按餐次比例均衡分配到各餐中，不要集中在一餐中。

3.摄入充足的钙。钙对维持肌肉正常生理活动和骨骼健康具有非常重要的意义，应摄入充足。老年人每日的钙推荐摄入量为1000mg，而根据调查显示，我国老年人群平均钙摄入量不足推荐量的一半。因此，应多摄入富含钙且易消化吸收的奶类以及大豆及其制品。每天饮奶量至少应达到300ml，如果乳糖不耐受，考虑饮用低乳糖奶、舒化奶或酸奶。

老年人应每天食用15g大豆或等量的豆制品，若以大豆的蛋白质含量来折算，15g干大豆相当于35g豆腐干、45g北豆腐、11g内酯豆腐、220g豆浆。如果调整饮食后钙摄入量仍不达标，建议服用钙营养补充剂。一般碳酸钙就可以，如果有胃肠道反应，可以买氨基酸螯合钙、柠檬酸钙。

4.建议检测25-羟维生素D水平，如果低于正常范围值，应考虑补充维生素D，个人建议每天1000—2000IU（注意同时正在吃的其他药物）。到户外接受太阳照射是获得维生素D的经济快速的方式，老年人应多进行户外活动，接受充分的阳光照射。深海鱼相对富含维生素D，有条件的可适当食用。

5.在控制总脂肪摄入量的前提下，多吃富含ω-3多不饱和脂肪酸的海产品，如海鱼和海藻等。

6.应尽量避免饮酒、浓茶和咖啡。

运动

缺乏身体活动或身体活动水平下降是肌肉减少的主要原因之一。老年人运动方式的选择需要因人而异，渐进性抗阻训练对老人来说是安全的、有效的。建议采用有氧运动和抗阻训练相结合的方式进行运动。

建议每天都到户外进行有氧运动1—2次，每次30—60分钟，如慢走、散步、太极拳等。若身体素质较强，可尝试快走、广场舞、各种球类等。

建议每周进行3次抗阻运动，隔天进行一次，每次20—30分钟，如伏地挺身、俯卧撑，或借助健身器械（如弹力带）进行锻炼。

注意事项

1.患病期间的运动事宜须先咨询医生。

2.运动要量力而行、循序渐进，强度不要过大，持续时间不要过长，可分多次运动。不要参与剧烈运动和危险项目。最好有运动前的热身准备和运动后的整理活动。

3.谨防跌倒。

重要建议

1.不论是为了身体强壮还是防治疾病，考虑营养的时候首先应从日常膳食着手，补品只是起到补充的作用。另外，疾病情况要考虑是否需要正规临床营养的支持。任何补品、营养品都是其次的选择。市场上充斥着许多补品、营养品，很多时候消费者只是花钱买了个安慰，甚至起反作用，要提防被忽悠。

2.老人要让身体变强壮，最关键的是摄入充足的能量、蛋白质（特别是优质蛋白质）、钙、维生素D等，可以买一些富含维生素B族（特别是维生素B_{12}）、钙、蛋白质、鱼油的食物。同时配合一定的身体活动（特别是抗阻运动，部分特殊情况需要去康复科咨询）。

3.如果有心衰、肺气肿等状况，要视严重程度而定。一般对于液体量、脂肪、碳水化合物的量都会有不同的要求，具体请咨询医生，或可到营养科就诊。如果只是慢性缓解期，参考均衡饮食标准即可。

4.身形消瘦、饭量小的老人要使自己的身体强壮，一方面要增加肌肉，另一方面要强健骨骼。要达到这两个目的，需要加强营养和进行锻炼。

老年人的身体健康

为什么要注意老年人的身体健康？

随着我们步入老龄化社会，越来越多的人开始关注老年人该怎么注意身体健康。

就拿女性来说，考虑到女性寿命一般比男性长，据世界卫生组织估计，到2025年的时候，亚洲的老年女性会增长到3.73亿。

对于老年女性来说，骨质疏松的问题会非常突出。要知道，女性髋骨骨折的风险在30%以上，而男性只有13%。

女性在绝经期后骨质疏松会加剧，除了避免吸烟、激素治疗等预防手段外，还要注意饮食健康，增加骨量。特别是青春期的时候，女性要摄入充足的钙，进行合理的锻炼，以预防未来骨质疏松。

老年人补充营养有什么特别的？

1.热量减少

随着年龄的增长，老年人群瘦体组织（肌肉）会逐渐减少，基础代谢率会下降，这时候如果能量供给仍然像过去那样高，有可能会造成脂肪囤积，进而增加诸多慢性病的患病风险。

2.微量营养素

老年人随着免疫功能的下降，疾病可能会频发。消化系统功能下降会导致营养需求的改变，比如常见的维生素B_{12}不足的风险会增加。认知功能以及视力的退化情况，也会让他们难以正常摄入各种食物，这时补充一些相关的微量营养素对于防治慢性非传染性疾病很有意义。如果食物摄入量比较少或者是食物种类比较单一的老年人，有必要服用相应的营养补充剂。

老年人应该重视饮食，预防慢性病

从疾病角度来说，摄入脂肪过多可能会增加患结直肠癌、胰腺癌以及前列腺癌的风险，而饮食也很容易影响到血脂、葡萄糖水平与血压，进而增加患心脑血管疾病的风险。

因此，一定要重视跟心脑血管疾病关联性大的指标情况，何况血压、血脂等指标只要有一点点的改善，就能大大降低心血管疾病意外发生的风险。

有心血管疾病的人，一般建议先严格控制饮食，如果效果不佳，再考虑使用药物治疗。

对身体有益的健康饮食模式中，基本的原则都是多摄入水果、蔬菜、全谷物、低脂及脱脂乳制品、瘦畜肉、禽类、鱼类、鸡蛋、坚果等，限制反式脂肪、盐和添加糖的摄入量。具体如下：

1.蔬菜和水果

先来说蔬菜，首先保证不同颜色的蔬菜的摄入量，其中绿叶菜营养价值非常高，比如西蓝花；橙色的蔬菜，比如胡萝卜、南瓜，这些也可以多吃。

再来说水果，水果不要经过烹调，其营养素能保留得比较完整。一般每天摄入200—350g较为适当。即便是糖尿病患者，只要是血糖平稳，也是可以适量食用少糖水果的。

2.蛋白质

蛋白质类的食物是一定要保证的。特别是老年人，如果蛋白质摄入量不足，肌肉流失可能会更加严重。因此，应该增加鱼类、豆类等高蛋白质食品的摄入量。

3.谷物

至少每天吃3两左右的谷物，其中以全谷物为主。有的人会问是不是每天都要吃粗粮，其实，老年人的消化功能可能会比较弱，不一定非要吃多少粗粮，但是吃一半的粗粮对于一般人来说是没有什么问题的。也可以把粗粮进行精细加工，只要它的比例仍然与加工前的一致就行，其营养价值不会有太大的差别。

4.乳制品

老年人应当增加乳制品的摄入量，最好选择低脂和脱脂的乳制品，比如酸奶或者普通的纯牛奶，也可以吃一些奶酪，这对于骨骼健康是有帮助的。

老年人的日常运动提醒

一般我们建议老年人每天至少运动30分钟，如果实在觉得比较累，或者没有时间，也可以拆分成3次，每次10分钟。只有保证不低于10分钟的运动量，才可以有效地锻炼心肺功能。

如果目前没有锻炼习惯，一定要循序渐进，可以先从走路之类的慢速运动做起。有些人会觉得骨关节有问题，不方便走路，可以考虑在泳池里的水中慢走。

运动前一定要做好准备活动，避免抽筋、跌倒等意外发生。

哺乳妈妈：哪些食物不能碰?

哺乳妈妈要忌口吗?

简单来说，哺乳的妈妈并没有什么特别需要注意的食物禁忌，《中国居民膳食指南（2016）》中只提到："忌烟酒，远离浓茶咖啡。"

并没有什么常见的食物是可以有效回奶的，什么大麦、燕麦、黑麦、麦芽、韭菜、山楂、豆浆都没用，要是真有用的话，在想让孩子断乳的那段时间，这些食物可就能发挥大作用了。还有的人说，不能吃鸡肉，因为其中的性激素会对宝宝有影响。且不说这些激素在我们烹调过程中会不会被破坏，事实上在鸡肉中的含量很少，被人体吸收后还会被肝脏代谢，那些剂量根本达不到效果。当然了，如果熬鸡汤时放入大量香料，妈妈摄入后，孩子可能会不喜欢乳汁的味道。如果发现了这种情况，可以适当做调整。

为什么要忌酒？

有人说酒精会抑制泌乳反射，造成"回奶"，但其实作用也不是很明显。相反，大多动物实验显示，摄入酒精会增加泌乳素的水平。不过，乙醇作为小分子物质是可以进入乳汁的，从而对宝宝的神经系统、心脏、肝脏器官造成危害，影响孩子健康。甚至妈妈有酗酒习惯，宝宝也会出现酒精戒断的症状，因此我们不建议哺乳期的妈妈喝酒。

如果实在想要喝酒，应该限制在每天大约一听啤酒或者小半杯葡萄酒的量，而且一定要给宝宝喂完奶再喝。饮酒后至少两个小时再哺乳。当然也可以提前吸出不含酒精的乳汁冷藏，需要时喂给宝宝。

哺乳期可以喝咖啡吗？

不推荐喝咖啡，但是200mg以下的咖啡因摄入量也是安全的，并不会对宝宝产生危害。这个剂量大约相当于一中杯的星巴克美式咖啡、一大杯加奶的意式咖啡或者两杯意式浓缩咖啡。我们经常喝的速溶咖啡，由于厂家不同、原料不同、加工方法不同，所以差别可能非常大，实在不太好定量。一般来说，2g左右的速溶咖啡中含有30—100mg的咖啡因，也就是说一天两包是没问题的。仍然建议在刚喂完奶的时候喝，并留意孩子是否有明显的烦躁不安现象，早产儿更是需要慎重，因为他们的肝脏代谢能力会比较差。

宝宝过敏，妈妈是不是要忌口？

纯母乳喂养的孩子过敏可能跟妈妈的饮食有关。如果孩子全身性反应与妈妈进食某些食物明显相关，应当记录后由专业的儿科医生进行判断。如果确定是食物过敏的话，妈妈最好在医生或营养师的指导下完全回避这类食物，可以用一些其他营养成分比较接近的食物来替代。如果宝宝纯母乳喂养仍然过敏，那么使用深度水解奶粉至少两周，看看有没有缓解。

一定要提醒的是，很多时候湿疹、特应性皮炎等症状跟食物并没有什么关系，这时要做的是局部皮肤护理，比如不要过度清洁，在洗完澡之后3分钟内涂抹保湿霜，在皮肤科医生的指导下及时使用药物。

哺乳期的妈妈应该怎么吃呢?

为什么要重视吃?

哺乳期的妈妈要想实现纯母乳喂养,需要分泌大量的乳汁,同时弥补妊娠及分娩过程中的损耗,这个主要靠吃。而且成熟乳中钙、蛋白质的含量相对稳定,才能保障宝宝的营养,所以妈妈不得不重视自身的营养储备。研究显示,坚持哺乳6个月以上的妈妈,往往骨密度和血清钙浓度都会显著下降,需要合理饮食,预防营养缺乏性疾病。

哺乳期的保健有什么原则?

饮食结构方面,比怀孕之前每天多吃2两左右的高蛋白质类食物,不要过量。一般来说,建议哺乳期的女性每天摄入1000mg钙,也就是说每天保证500ml奶,多吃一些深色蔬菜,还可以吃一些维生素D补充剂。注意经常活动,食物尽量多样化,保持心情愉悦以及充足的睡眠。

哺乳期吃什么食物比较好？

注意保证优质蛋白质和富含维生素A的动物性食物的摄入量，比如常见的各种瘦肉、鱼虾，但同时一定要注意食品安全，选择安全渠道的食材，加工过程中保证卫生，食物一定要熟透。我们比较推崇富含DHA、EPA的海鲜，但同时要注意选择那些重金属含量比较低的鱼类，比如三文鱼、鳕鱼、罐装金枪鱼、罗非鱼等，一般每周吃两三次即可。

如果是素食的妈妈，务必保证牛奶、鸡蛋这两者的量。如果是纯素食者，那一定要保证大豆类食物、坚果的摄入。另外，食用油可以选择亚麻籽油、紫苏油，每天再吃一片复合型的维生素矿物质补充剂。

如何增加奶量？

首先建议你学习一下相关的知识，树立一下母乳喂养的信心，同时调整好心情，保证充足的睡眠。尽早开奶，让孩子频繁地吸吮。

饮食方面尽量多样化，重点是保证蛋白质和多喝汤水。至于究竟喝什么汤，其实并不是那么重要，主要是通过汤来摄入大量的水分（每天2000ml以上）。一般注意不要在饭前喝太多汤，以免影响食欲。同时，一般的肉汤中的肉是很重要的，不要丢弃。喝汤的时候可以撇掉表面的浮油，同时少吃一些高油脂的食物。

月子餐靠谱吗?

一般来说,凡是建议喝米酒,在月子餐中使用了大量红糖、黑麻油,不让喝水的,都是没有按照现代医学进行指导的,不建议大家参考。比如民间传说的鲫鱼汤,好处是可以补充水分、热量,含有一定的蛋白质,缺点是脂肪、钠含量都比较高,总体来说并没有什么奇效。所以,饮食上最重要的是保证蛋白质、多饮水。

有关哺乳常识

其实泌乳量并非越多越好,还要看乳汁的数量和质量是否能满足婴儿的需求。纯母乳喂养的婴儿,生长发育良好,大小便正常,评价营养状况的生化指标都在适宜水平即可。

考试族：送你们11条考试健康提醒

1.考试周的饮食原则

考试时的饮食原则是保持平常心，不要因为考试就盲目地改变日常的饮食结构。

再一个就是注意饮食卫生。吃食堂的话，可以照旧。如果是在家里做饭，记得从正规的渠道购买食物，同时注意避免尝试一些新奇的食物，以免出现过敏和胃肠不适，更不要吃生的食物。考试当天，避免辛辣刺激的食物，也不要在考场外面随意就餐，选择靠谱的就餐场所。睡眠、户外活动，也都按照平时的习惯来。

2.怎么给孩子准备饭菜

备考期间想让自己的孩子吃得健康一些，主食部分除了精米白面，最好有一些糙米、小米、黑米、燕麦等粗粮。蔬菜每天应当吃大约1斤，水果大约半斤。鸡鸭、鱼肉、瘦肉等每天3两到半斤左右。可以选一些豆制品。鸡蛋每天吃一个，牛奶每天喝300ml。有乳糖不耐受的人，牛奶别喝太多，以免与紧张情绪共同作用加剧腹泻。晚餐的时候注意保证八分饱，避免吃得太多，影响晚间的学习效率。

3.一个人住校吃食堂

对于复习冲刺阶段的考生，注意不要拉肚子、稳定血糖、保证蛋白质是最重要的。只要能保证饮食场所的卫生，吃点清汤麻辣烫、啃啃饼干度日也算不上什么大事。

其实麻辣烫从加工方法来看既安全（加热彻底）又健康（温度不高）。麻辣烫往往可选的食材种类又多，所以没有什么不好的。健康吃麻辣烫的方法就是少放一些酱料，保证食材比例，尽量多样化。比如很多人平时不爱吃豆腐，可以趁吃麻辣烫的时候多吃一些。如果嫌食堂的菜肴过于油腻，可以把盘子倾斜起来，将汤汁倒掉，或者有免费汤的话可以涮一下。

4.什么补品好？

有一些人可能对补品寄予厚望，其实都没有什么意义，反而容易增加心理负担，倒是可以准备一些坚果等零食。

5.三餐怎么吃?

早餐吃比不吃要强，应当注意饮食卫生，总体来说，可以选择容易消化吸收、相对比较清淡的食物，比如说粥类、面食。不要吃油炸食品，比如油饼、油条等。高蛋白质食物也应该保证。如果在家的话，牛奶、鸡蛋、水果、主食，这样的黄金搭配即可。午餐一定要保证有谷物、蛋白质类食物、蔬菜。蛋白质类食物应该选择不那么油腻的，排除油炸食品。除了肉类，记得选择一些豆制品、鱼类。蔬菜优先选择叶菜和深色蔬菜。以上食物的种类最好经常换一换，也可以和同学们一起就餐，这样种类也能多一些。实在没有蔬菜，可以从商贩那里买点黄瓜、番茄等。注意不要喝甜饮料。

上午的时候可以加餐，比如说一个洗干净的苹果、一袋超高温瞬时杀菌的牛奶、一小盒坚果。如果预算充裕，不妨买点水果、坚果、牛奶、复合型维生素矿物质补充剂放在寝室里，补充营养。

女生往往主食吃得太少，或者只吃主食，几乎没有蛋白质类食

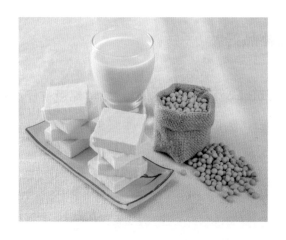

物。其实吃点主食和蛋白质类食物有助于保持血糖稳定，使注意力集中，提高复习效率。

夜宵可以选择豆浆、牛奶、酸奶这类饮品，燕麦粥、莲子粥、百合粥、芝麻糊、藕粉、热汤面也是很好的选择。

6.提神

如果喝咖啡的话，少量多次饮用效果会比较好，以不影响夜间休息为准。要注意，虽然说咖啡在短期之内可以使你的注意力集中，但是长久大剂量的饮用反而容易成瘾，一旦不喝咖啡的时候就会出现注意力下降、头痛等症状。

7.视疲劳

有些人由于不断地复习出现了视疲劳，这时候饮食上应当少吃甜食，保证乳制品的摄入量。还可以吃一些蓝莓、胡萝卜、草莓、西蓝花、枸杞等富含胡萝卜素的食物。另外，增加户外活动，多眨眼睛，定期闭眼休息。

8.拉肚子

如果出现了拉肚子的情况，也不要过于紧张，偶尔拉个肚子对考试成绩没有实质性的影响。一般来说，首先应当补充液体以及电解质，比如喝水和服用补液盐。随着症状的缓解，可以吃一些油盐比较少的清淡饮食，注意保证充足的碳水化合物。

9.生理期

生理期女生可以考虑吃一些鱼油或者鱼肉缓解不适，不要吃过冷的食物。

10.紧张焦虑

考前如果感到非常焦虑，可以适当吃一点面包，作为加餐。白天可以吃一点香蕉、猕猴桃等水果，还可以买一些维生素B族吃。

11.考完了

考完试后可以洗个澡，好好补一觉，但也不要过于放纵。聚餐时饮酒应限量。如果考试成绩不好，及时和家人、朋友们沟通。

加班族：忙成狗的人，如何让自己的状态好一点？

累成狗的人，饮食注意8件事：

警惕腰围

一个人的形体其实很能反映出他的精神面貌，无论男女，腰围都是重中之重。面对一个大腹便便的人，别人难免会怀疑他的工作能力和身体状态。腰围也是中心性肥胖非常重要的指标。

每个胖子都不是一口吃出来的，平时就要对自己肚子上的赘肉有所警觉，保证运动是必需的。考虑到累成狗的人恐怕也没太多时间运动，还是要从管住嘴开始。

至于吃多少，每天1200—1500kcal热量的膳食模式可以帮助大多数女性健康减肥，每天1500—1800kcal热量的膳食模式适合大部分的男性减肥。一般在头6个月或2年内，减少总热量摄入的方法对于超重和肥胖的成人都是有效的。

要减肥的男性、有一定运动量的女性都可以参考1800kcal的食谱，大约是这样的：早上1个鸡蛋、1袋奶、1个水果、30g谷物；午餐和晚餐按照1个素菜、2个半荤菜、2两主食的标准来，每道半荤菜里大约用1两多的肉类或者2两豆腐，少用油。

保证蛋白质

蛋白质非常重要，骨骼肌、皮肤胶原蛋白的合成都需要蛋白质，想要拥有强健的身姿、吹弹可破的肌肤，就得保证蛋白质的摄入量。此外，维持神经系统的多种信号传导也需要蛋白质，甚至蛋白质还有延缓血糖吸收速度、维持血糖稳定从而保证大脑功能的作用，这些对于高强度工作的人来说非常重要。

吃够蛋白质并不是说一定要大鱼大肉。《中国居民膳食指南（2016）》建议成年人每天吃畜禽肉类40—75g、水产品40—75g，再加上1袋奶、1个蛋就够了。

高蛋白类食物不仅含有蛋白质，还富含B族维生素、硒、胆碱、铜、维生素D和维生素E。尤其是肉类、禽类、海产品中的血红素铁比植物中的非血红素铁有更高的生物利用度，对于加班族尤其重要。海产品除了含有多不饱和脂肪酸外，还可以提供大量的维生素B_{12}、维生素D。别忘了豆类也是重要的蛋白质来源，而且像动物性食物一样可以提供铁和锌，还富含膳食纤维、钾、叶酸等蔬菜中常见的营养成分。

保证高蛋白食物的同时要记得拒绝油炸食品等含高饱和脂肪酸的食物，酱料也要少用，各种腌制、加工肉制品有致癌风险，更是要少吃。如果是在街边小餐馆吃荤菜，建议只选温热的食物，相对而言细菌超标风险会低一些。聚餐时则不妨点一些自己平时懒得烹制的鱼、虾及其他海鲜。

保证水溶性维生素

现代人正处于一个物资极为丰富的时代，维生素缺乏症状理应消失，然而我曾遇到很多工作忙碌的人没有空吃饭，或者所吃的食物非常单一，时间久了就会出现典型的维生素缺乏症状，尤其以维生素B_1、维生素B_2、维生素C、维生素B_{12}（素食人群）这几种水溶性维生素的缺乏最为常见。

营养需求还是应当主要通过食物来满足，但如果实在不能保证食物多样化，先吃点维生素药片救急吧。一般几块钱的小药片，按照说明服用就行。或者坚持服用复合型维生素矿物质补充剂，也可以起到保险的作用。

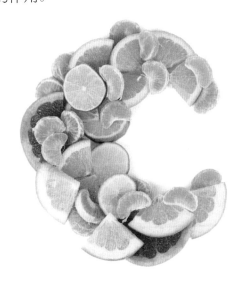

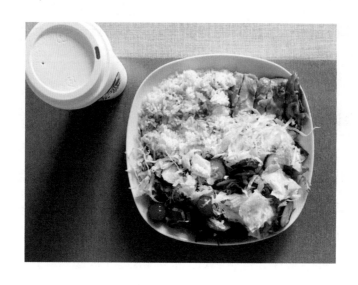

注重食物结构

过去的几十年，随着科学证据的不断扩充，饮食指导也在不断发展和演变。从前的理论依据往往依赖于个别营养素及食物种类与健康关系的研究，尽管这些证据仍然是可靠的，但我们应清醒地认识到，食物并不是单独发挥作用的，而是伴随着时间维度组合成了不同的膳食模式，膳食模式中不同成分之间的相互作用可能会对健康造成一定影响，因此掌握健康的膳食模式才是最为重要的。

什么是健康的膳食模式呢？除了经过改良的地中海膳食模式、素食膳食模式以外，大家还可以参考图中餐盘所示的比例选择食物。世界卫生组织曾让我发微博晒午餐，我那两天正好在家忙着写东西，于是叫了一杯星巴克拿铁咖啡（乳制品）、一份吉野家鸡肉饭和两份蔬菜沙拉，其实也能算是很均衡的一餐了。

多吃蔬菜

蔬菜是很多营养素的重要来源，如膳食纤维、钾、维生素A、维生素C、维生素K、维生素E、维生素B_1、维生素B_2、维生素B_6、叶酸、铁、锰、铜、镁等。蔬菜和水果与许多慢性疾病，包括心血管系统疾病的风险降低有关，并可能对某些类型的癌症有一定的预防作用。还有个别研究显示，经常吃蔬菜的人看起来更显年轻。

我很忙没空做饭的时候，晚上在回家的路上会去便利店买份蔬菜沙拉吃。最常买的是经过多重清洁的混合生菜，相对比较新鲜、干净，缺点是品种比较单一。因此，最好经常更换品种。一般深绿色的蔬菜往往富含维生素K，红色、橙色的蔬菜有助于补充维生素A，豆类富含膳食纤维，淀粉类则富含钾。

足量饮水，拒绝含糖饮料

喝水其实没有什么神奇的功效，只是保证正常的生理功能而已，可问题在于，一旦陷入干渴状态，你的工作效率还能高到哪里去？足量饮水还能让你不时活动活动……一般建议成年人每天饮水1500—1700ml，也就是七八杯的样子。提倡选择白开水、茶水、不加糖和奶油的咖啡，不喝或少喝含糖饮料。

对于工作压力很大的人，咖啡因确实有助于集中注意力，但是暂时性的"提神"之后还是需要靠睡眠来弥补的。而且每个人都有自己的生物规律，如果明知自己深夜工作效率低，那么在晚上就别喝咖啡了。早点睡，明天再抓紧时间工作，比熬夜可能更出成绩。还有一个小技巧是喝咖啡不妨喝慢点，这样更有效果。

别忘了吃早餐

熬了一宿，第二天上班不迟到已经很好了，还得吃早餐？没错！除非是你到了工作场所很快能吃到午餐，否则不吃早餐很容易让你上午的工作表现大打折扣。均衡的早餐，首先是保证热量，以中午午饭前略微感到饥饿为宜；其次是应该像午餐、晚餐一样包括谷物、蛋白质类食物、蔬菜水果、乳制品，甚至把像晚餐一样丰盛的菜肴安排在早上吃也并不为过。

少吃精米白面

谷物包括全谷物和精制谷物。糙米、藜麦、燕麦等全谷物含有整个谷粒，其中包括胚乳、麸皮和胚芽。精制谷物则是经过加工，去除了麸皮和胚芽的，从而流失了大量的膳食纤维、铁等营养成分。一些证据表明全谷物的摄入可能会降低心血管系统疾病的风险，并与低体重有关。

《中国居民膳食指南（2016）》建议每天摄入谷薯类食物250—400g，其中全谷物和杂豆类50—150g、薯类50—100g。

自己在家做饭的话，可以早上熬一些杂粮粥或者煮碗燕麦片；

中午尽量挑选粗粮，只有精米白面的话，就少吃点；晚上蒸个红薯或者焖一锅糙米饭，甚至在菜肴中撒些杂豆。

如果是吃加工谷物的话，注意看配料表中全谷配料的位置，越靠前的越好。

总之，可以想方设法把全谷、杂豆融入主食、菜肴甚至零食中。如果觉得加工不够方便，口味难以接受，可以试着利用现代化的炊具，比如电饭锅、豆浆机等。

熬夜族：长期睡眠不足的12条心得

1.准备熬夜的话，晚餐吃得质量高一些，食物多样，至少保证蛋白质类食物的摄入量，从而避免半夜饿极了之后意志力下降，暴饮暴食。

2.晚饭后4个小时左右吃一些健康的零食，整体的原则应是低热量、少脂肪、容易消化的各种食物。像牛奶、豆浆、粥、热汤面、米糊等都是非常不错的食物，虽然"不解馋"，但至少比各种外卖对人身体的损害小。如果只选一样，推荐嚼两口即食燕麦片。

3.熬夜时人体消耗的热量其实并不高，零食不要吃得太多。

4.可以喝提神饮料，咖啡、红牛什么的，但是别一次喝一杯，可以隔一段时间喝一小口，效果会比较好。

5.很多人反映熬夜后眼睛会很干涩，这时候咖啡因有助于刺激泪腺的分泌，缓解眼部的干涩。另外，注意多眨眼，实在干涩的话，滴人工泪液或者就医。

6.洗个澡。热水澡有助于放松全身的肌肉，清除身上汗渍的同时，随着水分的蒸发，也确实可以让人感到清爽。

7.不要长时间静止不动，最好半个小时就站起来活动活动，接杯水喝，上个厕所。可以学习一下番茄工作法。

8.冬天注意保暖，室内通风。如果雾霾严重，考虑买空气净化器。

9.别忘了早餐的重要性。当然，为了节约时间，这时的早餐以快捷、营养、卫生为主。可以选择谷物饼干、超高温全脂的牛奶、无糖速溶咖啡。注意，不要选择血糖反应过高的食物，因为高血糖也会导致犯困。

10.如果是长期熬夜，还应注意保证维生素A、维生素D的摄入，多吃深色蔬菜。还可以服用一些维生素B族、维生素D补充剂，图省事的话，就选用复合型维生素矿物质补充剂吧。

11.第二天补觉。就算没时间好好休息，用10分钟养养神、20分钟打个盹儿也是很好的。

12.很多时候其实需要保证效率，任务会完成得更好，并不见得熬夜效率就高，应该找到适合自己的节律。

素食主义是健康的吗？

大家可能下意识地会认为素食主义是一种健康的饮食习惯，可以降低患癌风险，那么素食主义对患癌概率有影响吗？我作为一名营养师，对素食主义的态度是怎样的呢？之前有人向我提问："乔布斯是素食主义者，以水果、蔬菜为主，这样算是很健康的饮食方式了，为何还是得了癌症？"乔布斯的素食主义和人们普遍理解的素食主义有什么不一样吗？

乔布斯的素食主义

其实乔布斯不是纯素食者，他是吃鱼、蛋、奶的。

按照所戒食物种类的不同，可以分为全素、蛋素、奶素、蛋奶素等。

全素：完全戒食动物性食物及其产品。除了食物之外，部分严格的素食主义者也不使用动物制成的商品，例如皮革、皮草和含动物性成分的化妆品。

蛋素：不吃肉，但会食用蛋类和其相关产品。

奶素：不吃肉，但会食用奶类和其相关产品。

蛋奶素：不吃肉，但会食用蛋类、奶类及其相关产品。

决定癌症结局的因素很多

一般来说，罹患癌症基本都是多因素共同作用的结果，其中外部因素包括环境、生活习惯、饮食、疾病等，内部因素有年龄、性别、遗传等。有些甚至是"运气"不好的缘故，因为细胞分裂、DNA复制时的"小错误"导致癌变。乔布斯得的是一种罕见的疾病，叫作"胰岛细胞瘤"，属于胰腺神经内分泌肿瘤的一种。这种肿瘤的恶性程度并不算高，而且生长缓慢，在手术切除后患者预后一般较好。

我对素食的态度

从理论上来说，素食对人体具有一定的益处。各种蔬菜水果、杂粮、豆类、菌菇类、谷薯类富含多种维生素以及矿物质，例如钾、钙、镁、B族维生素、维生素C等。此外还含有膳食纤维、低聚糖（益生元）、抗氧化物质和一些有保健作用的植物化学物。在营养素得到充足补充的前提下，素食对于增强免疫力、维持肠道健康、降低胆固醇、清除自由基、预防慢性疾病等有一定的帮助。

但作为一名营养师，我其实是反对素食的。确实有一些国内外的权威专家表示素食者在理想状态下仍然可以很健康，但毕竟素食抛弃了一大类食物来源，就算通过精细的搭配可以在满足日常营养需求的同时带来一系列好处，但普通人也很难做到。通常素食者缺乏n-3多不饱和脂肪酸、铁、锌、维生素B_{12}等营养素的风险较正常饮食的人群要高。

综合以上内容，我的观点是：

1.均衡饮食对于人体健康有益，但是癌症的病因是多方面的，饮食只是其中一部分。

2.不要对素食有过高的期望，甚至认为其具有防治癌症的功效。

3.在确诊之后，仍然有许多因素影响患者的生存机会，例如年龄、癌症类型及分期、治疗方式、患者依从性、营养支持等。

瘦子有什么方法可以增肌？

我非常赞同"瘦子很难增肥"的观点，至少比减肥难得多。你得意识到这是一件需要长期坚持的事情，仔细分析利弊，看是否一定要增肥。

先了解一下消瘦的危害吧，从流行病学数据来看，BMI在$18.5kg/m^2$以下的人相对容易因为虚弱而免疫系统受损、脱发、激素调控异常、骨质疏松、贫血风险增加，女性可能会闭经、不利于怀孕。

具体建议方面，首先判断一下近期是否有体重快速下降的现象，是人为节食引起的，还是消化系统问题、药物、疾病等因素引起的。比如：有些人可能是消化酶不足、胃酸不足导致体重过低；有的人可能是厌食症、抑郁症导致体重过低；还有甲亢、糖尿病、肺结核、癌症、感染、口腔疾病、肠道功能障碍等因素。明确诊断之后，进行正规治疗就能好转。

在生活方式上其实没有什么神奇的妙方，我们还是得具体分析、具体调整，总体原则是健康地增重，合理饮食和规律运动并行。

　　正餐以吃饱为准，另外可以增加零食，零食可以放在两餐之间，并且在睡前加餐。虽然快餐、甜食等似乎不错，但其实从长远来说，这些空热量的食物并不利于健康。食物选择上，还是应当参考"膳食宝塔"的食物选择要点，可以考虑添加一些奶粉、全脂牛奶、土豆泥、果昔（smoothie）、坚果、水果干、酸奶等，牛奶燕麦粥也是一个不错的选择。可以记录一下自己所吃的食物和饥饿感、饱腹感情况，尽量配合自己的作息时间。

　　无氧运动增肌当然是应该的，不过得学会有效刺激肌肉、合理安排，而不是将其变成消耗性的运动。还可以搭配吃一些鱼油和乳清蛋白，有助于刺激肌肉生长。另外，还有一些药物，不过往往在增加肌肉的同时也会增加脂肪，长久使用效果并不好。

健身爱好者：27个最应掌握的健身饮食常识

体脂率有没有可能通过体脂秤测量出来？在生活中用什么简易的方法可以得知自己的体脂率？

可以，不过医院里一般是用人体成分仪，一台二三十万元，测出的数值也只是相对准确。我觉得还是目测最为实际。对于个人动态监测来说，一般家庭体脂秤、皮褶厚度钳都不如捏捏肚子、照照镜子实用。

体脂率是不是越低越好？

从医学角度来看，其实一般不建议体脂过低。女性还是应该在20%以上，毕竟脂肪组织也有其生理意义，体脂过低可能造成闭经、畏寒等症状。男性的话，体脂低的危害不是非常明显，10%也还是可以接受的。

基础代谢率（BMR）越高越好，还是越低越好？

现在很多人都听说过基础代谢率，其变化跟瘦体组织、代谢状态等很有关系，一般情况下还是越高越好。

哪些运动有利于提高人们的基础代谢率？

吃胖了其实倒是有利于基础代谢率绝对值的提高。要想健康地提高基础代谢率，就得通过增肌锻炼，一般的抗阻力运动会比较好。多说一句，其实期待通过提高基础代谢率来让自己以后不锻炼，也能多吃很多东西，是不太现实的。从理论上推算，即使增加了一定的肌肉量，也不会对提高基础代谢率有很大帮助。

有可能练哪里瘦哪里吗？

皮下脂肪的厚度只能全身成比例地下降，也就是说如果胖是因为脂肪多，那么无法通过锻炼局部减脂。但通过特定的锻炼可以让局部肌肉发达，加上一些形体的改变，从形态上来看还是会更加美观的。

应该在饭前运动还是饭后运动？

这个跟你的身体条件、进餐习惯、运动强度、运动目的等都有关系，整体来说，我个人建议还是饭后休息一会儿再进行运动。

如果要减肥控制热量摄入，男性和女性应该每天分别摄入多少热量？

具体的总热量，男生1500—1800kcal、女生1200—1600kcal可能比较适合，当然如果运动量大的话，可以酌情增加。

一日三餐应该如何分配热量摄入？是否可以考虑多吃加餐？加

餐后的热量摄入分配是怎样的呢？

这个得看每个人的条件了，我只能说理想状态下，如果能保证每餐食物多样、新鲜、卫生、高蛋白质和脂肪适量、少精制碳水化合物，还是少食多餐好一些。建议早、中、晚三餐按照3∶4∶3的比例分配。如果没有额外运动或运动量较小的话，可以把加餐安排在上午或下午，比如脱脂奶、水果。如果有去健身房或者慢跑的计划，可以把水果、牛奶放在运动后作为补充。

鲜榨果汁热量高吗？哪些鲜榨果汁热量较低？

高不高关键是看相对于什么，一个零脂肪的液体饮品，其热量显然不能和主食相比。果汁中富含水溶性维生素和矿物质，还是比较有营养，但是其中的糖分往往也不少。因此，如果是用低糖水果做的鲜榨果汁，那就好多了。我觉得糖多的鲜榨果汁只适合在锻炼后饮用，或者喝的时候兑一半的水。

乳酸菌饮料是不是比较容易使人发胖？

乳酸菌饮料最好选择需要冷藏而含糖量又不太高的产品。对于减肥人群来说，其实并不建议喝乳酸菌饮料，多吃蔬菜、粗粮，对于肠道健康也是很有好处的。

哪些零食可以作为工作期间的补给，低卡，又比较容易有饱腹感？

作为零食，含热量100kcal比较适合，1盒低脂牛奶、1个苹果、

10颗巴旦木、1块全麦饼干、1小块黑巧克力都可以。其实大量喝水（包括美式咖啡）也不错。有时一个人觉得饿，也可能是渴了。

油炸过的花生等坚果类零食，一包大概有多少热量？

油炸过的和没油炸的还是有区别的。一般的坚果其实热量都不少，因为其中一半左右是脂肪。以花生为例，100g中有567kcal热量，如果是用油炸过的，会再多一点儿。同样30颗花生，油炸的大约有170kcal，水煮的只有90kcal。

运动后，应该喝什么饮品？

运动饮料可以补充糖分和电解质，比较适合运动强度大、流汗多的人。如果是一般慢跑或者快走不到半个小时，我认为不需要特别喝什么饮品，普通白开水就可以了。如果是高强度的变速跑或动感单车课，或者是力量训练，则可以考虑选择运动饮料。

哺乳期，又在坚持运动减肥，每日摄入的热量应该多少合适？

哺乳期的话，一般建议比怀孕前每天多摄入大约500kcal的热量。如果是轻体力活动，大约是2300kcal。

产后瘦身，又在哺乳期，应该注意补充哪些食物？

主要是蛋白质、钙和充足的水分。每天饮水量应在2.1L以上。具体的食物，比如牛奶、鸡蛋、瘦肉，还有各种汤汤水水都不错。

一个月减肥多少斤是比较合适的节奏？

如果是真正的减去脂肪组织，1公斤需要7000kcal热量，一天我们少摄入500kcal热量已经是极限，一个月也就差不多减2公斤。因此，一个月减2公斤是真正健康减肥的速度。

不吃晚餐可以减肥吗？

减肥关键是少吃多运动，如果你睡得不那么晚，坚持不吃夜宵，第二天没有空腹有氧运动的计划，不吃晚饭还是有助于减肥的。

酵素可以减肥吗？

除了减肥药和减肥手术，健康减肥都是需要消耗能量的，其他的方法都不靠谱。如果说酵素是酶为主的制剂，那么并没有减肥效果。当然，如果是加了其他东西导致腹泻，就要另说了。

怎样喝咖啡才能控制热量摄入？

不放糖，加奶的话，适量。我个人一般一天喝1—4杯咖啡，最多加500ml牛奶。有条件时喝脱脂的。夏天我比较习惯喝无糖无奶的冰美式咖啡。

减肥期间可以喝红酒吗？

可以，酒精的热量一般被机体用作散热，很少被吸收。不过，毕竟红酒对减肥没什么明显益处，因此也不推荐。

减肥期间需要补充各种复合维生素吗？有需要特别补充的营养素吗，不从食物中获取的？

大多数人的饮食结构中，维生素B_1、维生素B_2、钙、维生素D比较容易摄入不足。另外，本来肥胖人群的维生素D缺乏比例更高，健身人群的蛋白质摄入多，维生素B_6消耗也多。女性减肥期间常常以白肉为主，容易缺铁。总之，如果难以保证饮食质量的话，还是建议通过补充剂补充。

吃炒菜时涮一下真的可以减少热量摄入吗？

脂肪自然能少点，其实如果自己做的话，不妨做蒸菜。

减肥期间，为了满足食欲，吃了嚼一嚼再吐出来，会对身体有什么伤害？

个人觉得问题不大，不过很多厌食症患者也曾有过这样的经历，如果自己感觉痛苦，最好咨询心理医生。

增肌就是要摄入足够多的蛋白质吗？

增肌主要是饮食和训练。合理的饮食，除了摄入适量的高蛋白，还需要足够的碳水化合物来维持训练强度和肌肉维度。当然，饮食是一方面，增肌更重要的是要持之以恒地进行科学训练。另外，蛋白质太多还是会变成脂肪被储存的。

需要增肌，最好是摄入蛋白粉还是通过食物补充蛋白质？植物蛋白粉好还是动物蛋白粉好？

蛋白粉和食物蛋白质没有本质区别，前者可能脂肪少一些，后者还有很多其他的营养物质。动物蛋白粉整体会比植物蛋白粉好，乳清蛋白最好，纯度高的也更好。不过一般常见的大豆分离蛋白配合米饭有一定的氨基酸互补效应，质量也不会差太多。

燕窝、人参、海参、灵芝、虫草，这些补品中哪些可以增肌？

都没有多大用处。

鸡胸肉是增肌最好的蛋白质来源吗？

就蛋白质而言，动物肉类提供的都是优质蛋白质，基本都是"上北大"还是"上清华"的区别。但鸡胸肉相比于猪肉或部分部位的牛肉来说，脂肪含量更低。

年纪大了有啤酒肚怎么办？

为什么会四肢纤细肚子大？

四肢纤细而肚子大，这种又称为"中心性肥胖""腹型肥胖"，主要是腹部有比较多的脂肪。其实腹部肥胖并不仅限于老年人和肥胖人群，体重正常的人群也可能出现这种情况（这里也显示了仅靠BMI判断的局限性）。

有很多研究显示，腹部肥胖的话，会导致心血管系统疾病、阿尔茨海默病风险增加，也与2型糖尿病密切相关。

这种现象反映了肌肉流失而内脏储存脂肪增加，根本原因是能量摄入过多，消耗少。老年人出现这种情况居多，这与老年人性激素水平下降（比如睾酮水平）、胰岛素抵抗有关。此外，也与遗传、疾病、高皮质醇水平、酒精消费量、优质蛋白质摄入量、母亲吸烟、环境刺激等因素有关。女性比男性更容易出现这种情况。

因此，中国疾病预防控制中心的建议是将男性腰围90cm、女性腰围85cm作为警戒线，一定要控制在这个范围以内。

如何改善？

看到一些人四肢纤细，你可能感觉不美观，但其实想让自己的腿变得细长的人非常多。饿得皮包骨头，自然也不会有大肚子。因此，我们的目标是在改善体形的同时保证健康。具体如下：

1.控制总热量

要想改善的话，你每天的总热量既不能太多也不能太少。想要消耗内脏脂肪，必然不能吃得太多。你也不能吃得太少，因为你还需要配合大量的锻炼。所以说，热量应当保持在适宜范围内。

在计划总热量的时候要考虑你的运动强度，轻体力的普通成年女性每天1800kcal左右，男性每天2250kcal左右。一般来说，最多一个小时消耗600kcal，正常情况下大约消耗300kcal，因此主动运动超过1个小时，增加300kcal比较适合。

2.保证蛋白质的摄入量

长期来说的话，保证蛋白质的摄入量其实是减少腹部脂肪比较好的策略。有研究显示，蛋白质摄入量与腹部脂肪成反比，这可能与蛋白质的饱腹感比较强有关，而且蛋白质具有较强的热效应。

比较好的蛋白质来源包括瘦肉、蛋、鱼虾、酸奶、豆制品、蛋白粉等。另外，适当地限制碳水化合物也有利于减肥。当然了，短期之内快速降低体重，常常是因为减少了水分。

3.健康的脂肪

健康的脂肪来源也要有保证，这是正常激素和代谢所必需的，特别是对女性而言。健康的脂肪来源包括三文鱼等多脂鱼类、坚果、鸡蛋等。

4.注意血糖反应

不要吃那些血糖反应非常快的食物，除非是在你剧烈运动之后短时间内进行补充。

具体的做法是：不要吃糖，避免喝甜饮料。添加糖的危害很大，常见的添加糖大约一半会分解为果糖，大剂量果糖容易导致肝脏代谢的问题，并且更容易储存为脂肪，脂肪也容易在腹部堆积。另外，添加糖也会导致胰岛素抵抗以及许多代谢问题。

要想戒除精制糖，一定得对各种甜食、糕点、甜饮料有戒备之心。很多加工食品，在食用时应当养成看食品标签的习惯，就是仔细阅读营养成分表或者配料表，配料表中白砂糖一类的糖分含量越靠前，说明加得越多。再比如一些酸奶，常常会加比较多的糖分，也要警惕。

5.高膳食纤维

要保证高膳食纤维的摄入量，基本上是1kcal含15g膳食纤维。有条件的话，可以自己计算一下。多数人一般都摄入不足。

因此，要多吃富含膳食纤维的食物，比如说蔬菜、水果、全谷物、豆类。葡甘聚糖的膳食纤维补充剂也不错，魔芋的有效成分中也含这个。

6.充足饮水

保证每天充足的水分也很重要，一般每天至少1500ml，考虑运动的话，女性饮水2L，男性3L也很正常。

7.锻炼

很多锻炼方式的效果都不错，但是要注意，这里并不是说局部锻炼可以减少腹部脂肪。至少有研究显示，持续训练腹部肌肉6周对于腰围和腹部脂肪没有什么影响，但是长期有氧训练，比如散步、跑步、游泳等，可以使全身整体的脂肪减少，其中也包括腹部。强度高一些，对减少内脏脂肪作用很大。还有一些研究显示，运动对于维持体重、预防进一步肥胖比较有用。

锻炼的时候，保证每周3次抗阻力训练，可以考虑结合HIIT训练法。每次高强度的抗阻力训练之后再进行至少20分钟的有氧训练。之所以要这样，主要是为了让你燃烧更多的脂肪。同时提醒你每周至少有一天主动、认真地休息，否则高皮质醇水平会让你更容易吃得过多，甚至于损伤免疫系统。

糖尿病患者的饮食该怎样合理安排？

饮食原则

我经常提醒的一件事情是：普通人群完全可以按照糖尿病患者的饮食原则去吃饭，糖尿病患者也可以参考普通人群的健康饮食标准去选择食物，因为这二者基本就是一致的。

对于糖尿病患者来说，血糖如果过高或者过低都会影响身体健康，诱发血管、肾脏、神经、心脏等方面的并发症。

不同的食物会以不同的机制影响你的血糖。一般来说，富含碳水化合物的食物会比较快速地提升你的血糖，而富含膳食纤维以及未经加工的食物往往会更容易稳定血糖。

因此，无论是糖尿病患者还是普通人群，饮食中都应当限制饱和脂肪和钠的摄入量，同时保证全谷物、坚果、蔬菜的摄入量。

血糖指数

在挑选食物的时候经常会用"血糖指数"这个名词，血糖指数反映的是一种食物的特征，看它究竟如何有效地提升你的血糖，血糖指数越高，说明这种食物提升血糖的能力就越强。

因此，对于糖尿病患者，建议选择相对来说血糖指数比较低的食物，比如糙米、富含蛋白质的食物以及水果。

全谷物相比于精制谷物来说血糖反应会低一些，用全谷物替代精制谷物，这种替代是非常有意义的，而不仅仅是用血糖指数这一个指标来进行比较。

购买食物

除了吃天然食物以外，我们也会购买加工食品，购买时我们应当注意认真阅读标签。比如说对脂肪的总量、钠的限量应当有概念，很多食材可能蛋白质含量高一些的会比较健康。

同时，我们也可以看看食物的配料表，通过糖这种配料放在配料表的什么位置，来评估这份食物是否适合自己。当然了，如果含糖很多的话，我们肯定不会建议糖尿病患者吃，即便是添加了少量的糖，我们也要权衡一下。

搭配

除了食物本身以外，我们还应当注意饮食的搭配，比如说一些比较健康的脂肪来源，可以帮助你平衡血糖。

像橄榄油、鳄梨，还有瘦肉、鱼类、豆制品、全谷物、薯类、低脂奶、新鲜蔬菜，这些都是有助于平衡血糖的食物。

　　也可以根据自己的作息和工作习惯，选择吃少量的碳水化合物，以此来预防低血糖。

烹调

从整体上来说，做菜的时候应当少放盐，烹调油也应当限量。

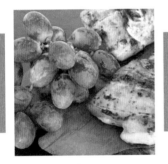

第七章

小顾的
谣言粉碎机

碳酸饮料到底能不能喝？

碳酸饮料指的是加入了二氧化碳的饮料。严格来说，只含有水、二氧化碳、碳酸氢钠的苏打水不会有什么危害，有危害的主要是可乐、雪碧等含糖饮料。

许多碳酸饮料里的磷酸含量也很高，过多摄入磷会影响钙的吸收，铁、锰和锌等矿物质的吸收也会受到干扰。很多碳酸饮料中还含有咖啡因，咖啡因会使神经兴奋，影响儿童睡眠。

关于碳酸饮料是否影响儿童发育这个问题，事实上目前人们更多质疑的是含糖饮料对于儿童的危害。通常这些饮料含糖量都很

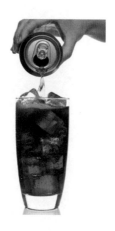

高，为8%—11%，有的果味饮料甚至高达13%。含糖饮料是添加糖的主要来源，长期过多摄入添加糖，可增加龋齿、肥胖及其他多种慢性病的风险。根据《中国居民膳食指南（2016）》规定，每天摄入糖不超过50g，最好控制在约25g以下，而一听可乐大约含有35g糖。

更重要的是，碳酸饮料会带来饱腹感，儿童每天的食量基本比较稳定，喝多了碳酸饮料可能会减少其他食物的摄入，例如蔬菜、水果、牛奶等，养成不好的饮食习惯。长此以往会导致其他营养素的缺乏，进而影响生长发育。

总体来说，碳酸饮料并不是毒药，但可能间接地影响儿童的生长发育，儿童应少喝或不喝含糖的碳酸饮料。

芥花籽油的存在是个阴谋吗？

目前关于芥花籽油（Canola Oil）的争议存在两极分化。反对者认为这种油是用工业用油改良的，含有芥酸等有害成分，会引起疯牛病等神经系统疾病，甚至不乏各种与转基因相关的阴谋论；而支持者则相信芥花籽油中含不饱和脂肪酸，且不饱和脂肪酸比例恰当，对降低心脑血管疾病的发病率具有重要作用，是世界上最健康的食用油之一。

随着现代科技水平的进步以及食品科学的发展，我们对芥花籽油中的营养成分也进行了一定的探索。研究发现芥花籽油中虽然含有少量必需营养素，但是其中溶解了大量脂溶性的维生素E和维生素K。

同时，这种油的脂肪酸比例相当好：饱和脂肪酸7%、单不饱和脂肪酸62%（亚麻酸：亚油酸=2:1）、多不饱和脂肪酸28%，剩下的是一些非脂肪酸成分。其单不饱和脂肪酸含量高的特点与健康证据较多的橄榄油类似，因此，这种食用油与其他常见食用油相比，营养价值更高。

芥花籽油早已作为食用油上市，同时还是全球具有较强保健作用的健康油。事实上，任何一种有机化合物，包括所有植物油，都能在经过处理和变质后，加工制造成工业化学用品，比如肥皂、润滑剂等。

双低油菜并不等于转基因油菜，因为种植者最初对油菜进行选育的时候采取的是传统杂交选种的方法，而非直接用转基因技术对油菜进行改造的。但不可否认，在加拿大及美国地区，大部分双低油菜都添加了与除草剂耐受相关的基因片段，的确属于转基因食物。

现在很多人谈"转基因"色变，其实国际上尚无明确公认的证据表明已上市的转基因食物对健康有害，因此实在没有必要如此忌讳转基因食物。

最后提醒，虽然芥花籽油有一定的健康作用，但不应过量摄入，一般每日摄入25—30g即可。

有机食品更美味、更营养、更安全？

根据国际有机农业联盟的定义，有机食品是根据有机农业和有机食品生产、加工标准而生产加工出来的，经过授权的有机颁证组织颁发证书，供人们食用的一切食品。

在世界范围内，不同国家对于有机食品的定义不尽相同，但促进资源的循环利用、促进生态平衡、保护生物多样性的原则往往是一致的，禁止使用化学合成的农药和化肥。一般来说，也不会使用辐照加工，不使用基因工程，在一定条件下偶尔允许使用某些有机杀虫剂。

"有机"不等于"手工"

有机农业运动兴起于20世纪40年代，主要是对农业现代化、工业化的一种回应，其特点是把农场作为一个生态平衡的有机生物整体来运作。典型的做法之一是把动物粪便作为有机肥料，增加土壤中的腐殖质，使其成为一个完整的生态圈。

很多人误以为有机农业就是要退回到"刀耕火种"的传统农业

耕种，其实有机农业也会使用机械、轮作、种植绿肥、微滴灌溉、随水施肥、有害生物综合治理等现代农业科技手段的，力求农业和生态达到平衡。

有机食品不用农药，更营养、更美味？

看前面的定义就很清楚了，有机食品只是不用"化学合成的农药"，一些从自然界生物中提取的农药是允许使用的，目前有几十种，其致癌性、内分泌干扰作用、生殖毒性等问题需具体分析，不能笼统地与上千种化学农药相比较。

公众普遍认为有机食品比普通食品更有营养，这可能与有机农业生产商的宣传有关，然而就目前可靠的医学证据来看，有机食品比普通食品更有营养、更健康的证据尚不充足。虽然可能有机食品的某些营养成分以及抗氧化成分（比如多酚）的含量与普通食品存在差异，但是这些仅仅基于化学分析、动物实验、人体某些生物标志物分析的结果，不等于对于人类健康结局的改善，甚至抗氧化成分的摄入是否有益健康都是有争议的。再加上有机食品生产过程稳定性不强的特点，更需要具体对待，不能一概而论。

很多人声称有机食品的味道会更好，确实有研究显示有机蔬菜水果与一般蔬菜水果的感官评价不一样，但是很多时候美味与品种、产地、生长环境、喂养饲料、是否经过精心挑选甚至价格有关。有时稍微干燥的水果可能由于呈味物质浓度增加，会有更丰富的味道。生长期长的牲畜可能风味物质积累更多。再比如乙烯作为植物激素，可以诱导水果自身成熟，在采摘后安全运到市场，在消费者购买时保持良好的状态，然而这也可能会影响水果的口感。

有机食品更安全？

有机食品的安全性也是受到广泛关注的重要领域，主要分农药残留、重金属残留以及细菌污染三个方面。

1.农药残留

2014年的Meta分析表明传统方法种植的农作物的农药残留量确实远高于有机种植的农作物。众所周知，大量接触农药很可能导致严重的后果，偶尔摄入高毒性农药也可能导致急性中毒，但是正常情况下食物中的农药残留量是很小的。相对于日常生活中食物中天然含有的以及日常接触的合成化学品，食物中合成农药残留的量极小，其对于健康的影响涉及复杂的毒理学效应，因此其潜在的风险很难评估。一般认为农药残留量在符合法规标准的情况下是安全的，也没有任何证据显示食用有机种植的食物比传统食品更能够降低患癌症的风险。

2.重金属残留

有研究显示有机种植的谷物中可能含有较低浓度的镉，有机饲养的鸡砷含量也更低。

3.细菌污染

就细菌污染而言，由于增加了当作肥料的粪便，有机食品一直被怀疑具有更高的微生物污染风险，这方面的研究结论尚有争议。部分研究显示有机食品相比于传统食品确实有更高的细菌污染风险；部分研究显示差别不大，可能与有机农场技术有关。考虑到细菌污染十分常见，且中国人一般会将食材做熟后食用，所以细菌污染对于个人健康的影响并不大。

每个人都有权利选择自己的生活方式，购买有机食品可以有各种各样的理由，但作为营养师，我有义务提醒大家，有机食品并不比普通食物更营养，关注日常饮食的数量、种类、比例才更重要。

从理想角度出发，我会鼓励大家花更多的钱购买新鲜可靠的食材，去支持生态友好的农业模式。然而实际情况是有机食品同样存在安全隐患，我更期待未来通过更先进的农业技术有效地保护环境，开发更多的品种和更丰富的商业模式，最终使消费者直接获益。

食物相克表有科学依据吗？

　　人体的消化系统并不是一个完美的化学实验室，对于健康人群来说，本身安全的食物在适量的前提下，不会由于搭配产生什么新奇而又复杂的有毒有害物质，所谓的食物相克、饮食禁忌一般都不可靠。

　　比如常说的海鲜、啤酒同食会引发痛风，那是因为人体代谢酒精的过程中，嘌呤核苷酸降解，在乳酸作用下尿酸盐经肾排泄也受到抑制，因此血尿酸水平会升高，如果是原本就有高尿酸血症的人，就有可能尿酸盐沉积诱发痛风。其实这类人根本就不应饮酒，平时也应控制海鲜、肉汤等高嘌呤食物的摄入量。正常人就不用担心了。

　　既然科学实验并未得出那些所谓食物相克的结果，那么那些流传甚广的"食物相克表"又是怎么来的呢？很多"食物相克"号称是有一定科学依据的，其实说白了就是两种食物所含有的化学物质会发生反应，产生某种危害人体健康的物质。但这种说法明显靠不住，人体本身是一个活性机体，会进行各种各样复杂的代谢活动，食物进入人体首先就会被消化吸收，代谢完还存不存在那些化学物质都很难说，更何况还有剂量的问题。

比如"豆浆不能与鸡蛋同食"，它的理由主要是豆浆中有胰蛋白酶抑制物，能够抑制鸡蛋蛋白质的消化，降低营养价值。但其实胰蛋白酶抑制物会随着豆浆加热而失活，不再具有阻碍消化蛋白质的功能。而且我们每天进食的各种食物中含有各种各样的营养素，它们之间会有协同作用，也会产生拮抗作用，这都是非常正常的现象。拮抗作用损失的那一点点营养跟进食带来的益处根本无法相比，只要做到饮食多样化、营养均衡，不足以影响人体健康。

况且"抛开剂量谈作用的都是耍流氓"。举个例子，有人说维生素C和虾相克，同时进食会砒霜中毒。但是根据计算，要产生有毒害作用的砒霜，需要一次吃下150公斤虾。首先，人不可能一次吃这么多虾。其次，海产品所含的绝大部分是稳定的有机砷，里面极其微量的无机砷很快就会被代谢掉。

在日常生活中，如果在进食后出现了不适的症状，首先要考虑的是以下几点：

1.食物中毒。注意此中毒非彼中毒，指的是人摄入了含有生物学、化学系有毒有害物质的食物，或把有毒有害物质当作食物摄入后，出现的非传染性急性或亚急性疾病。可能的原因有食物保存不当、食物清洗不干净、加工烹调不当等，会使人体出现呕吐、腹泻、神经麻痹、肝脏损伤等症状。比如四季豆含有大量皂素和植物血球凝集素，如果没有彻底煮熟，食用后会出现恶心、呕吐、腹痛、腹泻、手脚发凉、头痛、头晕、四肢麻木等现象，甚至会有生命危险。

2.食物过敏和食物不耐受。容易引起过敏的食物有：富含蛋白质的食物、有特殊气味或刺激性的食物、油料作物、坚果、水果、蔬菜、谷类、食物添加剂、发酵食品等。而食物不耐受最常见的就是乳糖不耐受，主要是因为小肠黏膜乳糖酶的缺乏。

3.其他疾病或营养素中毒。可能由于身体存在其他疾病导致的不适，比如发烧、呕吐、腹泻等，被误认为是"食物相克"，比如肠易激综合征（IBS）。肠易激综合征的典型症状是无痛性腹泻、腹泻与便秘交替出现、慢性便秘、胃胀气、排便不完全感、直肠痛以及黏液便等。目前病因尚不明确，情绪、饮食、药物或激素均可促发或加重。肠易激患者经常在进食后产生腹部不适，因此怀疑那些食物搭配有问题，认为它们"相克"。此外，由于额外服用营养素补充剂，可能导致某些营养素摄入过量，也会引起一些急性或慢性中毒症状。

有人可能会说，即便现在没有发现，也不代表就没有食物相克。其实想要证明一个事物不存在是非常难的，更合理的是有一份证据说一些话，并不需要杞人忧天。现代营养学提倡均衡饮食、食物多样化。抛开杂念，好好当一个吃货，享受生活不好吗？

40多天出栏上市的鸡能吃吗?

现在一提到鸡肉，人们的第一反应就是激素问题。印象中过去的鸡最起码要养上半年才能长成，现在的肉鸡只需要40多天就出栏上市了，自然而然就怀疑会不会给鸡喂激素了。其实不然，现在的肉鸡生长周期短、体重大，主要是由于以下几个因素：

良种选育

如今的肉鸡都是由育种专家经过多年选育的优良品种，这种良种肉鸡，如白羽鸡，通称为"快大型鸡"，主要在20世纪80年代后兴起。现在有很多专业的育种企业专门在做良种选育工作，也使得鸡的出栏周期较以前大大缩短。

现在肉鸡40多天出栏，在世界上已属于正常水平。我国2005年修订的《商品肉鸡生产技术规程》就已经规定了肉鸡在6周龄（42天）的体重指标为2420g，只是大多数消费者不了解，觉得鸡不可能长得这么快。

饲养条件

说句实话，现在的很多牲畜可能吃得比很多人都科学。鸡饲料在原料选取、成分配比、制造工艺、饲喂方案方面都有着严格要求。我曾查过某种商品鸡饲料，其中维生素有12种、微量元素有8种、氨基酸有18种，特别是必需氨基酸有12种（鸡和人体的必需氨基酸种类不一样）。而且不同的周龄要饲喂对应的饲料，以满足不同周龄对于营养素的需要。说白了，有点像不同年龄的婴幼儿吃不同的奶粉。

在饲养管理上，集约化的饲养方式对不同周龄的鸡所需的温度、湿度、光照都有着明确的规定。而过去家养的土鸡长得慢，并不仅仅是因为品种，在饲养方式上以散养为主，喂养的食物也并没有进行合理的营养搭配，存在营养不良的可能性。

目前正常遗传已能使鸡快速生长，如果再额外加上激素的话，非但不会产生催熟的效果，还有可能对鸡的心血管、肝脏等产生副

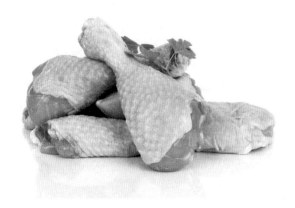

作用，使鸡死亡。肉鸡本来就是脆弱、容易死亡的动物，集约化饲养时如果随意使用激素，很容易出现大批鸡同时死亡的惨状，损失惨重。而且激素也很贵，加了激素，生产成本会大大提高，得不偿失。

有人会说，这种饲养肉鸡不如家养的土鸡好吃。的确，肉鸡的肌间脂肪和某些风味物质沉积较少，因此不如土鸡肉细腻味鲜，但面对大批量的商业需求，饲养肉鸡的效率更高。况且，味道好并不代表营养更丰富，也不代表土鸡含有什么特殊的营养成分，甚至具有神奇功效。

不光鸡肉这样，其他畜种生产也是如此。当然，不排除一些小型的养殖场存在非法添加的行为，好在肉类、禽蛋类食品中的抗生素类兽药残留、瘦肉精、水分等问题，以及水产品中孔雀石绿、镉、铝等重金属残留问题一直是市场监管的重点。购买时尽量选择正规渠道、规模化养殖企业生产出来的食品，这样风险会小一些。

核辐射地区生产的食物都不能吃？

吃了核污染食品的话会有什么危害？

所谓的核污染食品就是指在生产加工过程中产生的杂质或者吸附的外来放射性物质超过了限量的食品。要注意，地球放射性元素是广泛存在的，通常食物中都能够检测到一定的放射性元素，所以并不是说有没有放射性，而是放射性究竟有多强，明显高于通常状态才算是核污染食品，不能再吃了。如果真的核污染中的放射性物质通过食物链进入人体，达到一定剂量，则可能产生有害作用，在人体内继续产生多种射线，对免疫系统、生殖系统造成损伤，还会有致癌致畸的危险。

是不是核辐射覆盖范围内的食物都不能吃？

首先大家应该有一个常识，就是并不是所有的食物的安全性都会受到威胁。最起码在发生突发事件（核工业泄漏、核试验）之前进行了商业封闭包装的食品是不会受到影响的（吃之前包装表面还是要擦洗的，玩过《辐射》系列游戏的都知道）。而事件之后的食物确实可能会被一些放射性物质污染，比如说从空中掉落的粉尘、雨水中的放射性物质都有可能沉积在食物表面（尤其是大叶的蔬菜，如菠菜），随后会逐渐向内累积，甚至通过土壤等转移到农作物或动物中（比如吃了草的牛挤出的奶），还有可能污染水源，使鱼、虾等海产品被污染。另外，野生的蘑菇也可能富含较多的放射性物质。具体危害主要取决于放射性核素的类型，以及这些食物在生产、储存、运输过程中吸入的放射性物质的总量。

饮食上还可以做些什么呢？

在保证食物多样化和营养均衡的前提下［可参考《中国居民膳食指南（2016）》和DRIs（2013）］，需要供给充足的能量，适当增加蛋白质的摄入量，特别是补充利用率高的优质蛋白，提高必需脂肪酸和油酸在每日摄入脂肪中的比例。食物方面，可优先选择鱼虾类、大豆及其制品、蛋类、奶及其制品等富含优质蛋白和必需脂肪酸的食物。多吃富含果糖、葡萄糖的水果，例如苹果、梨、葡萄、草莓等，以及富含维生素、矿物质及抗氧化物质的蔬菜，比如青椒、番茄、胡萝卜、圆白菜等。烹调用油可选择葵花子油、大豆油、玉米油、茶籽油、橄榄油等。烹调方法上少用煎炸，多采用蒸、煮、熬、烩、炖等方式。保持健康的生活方式：戒烟限酒、充足睡眠、适度运动、避免紧张焦虑等。

"福岛事件"中的主要污染物——碘-131的半衰期很快，在辐射之初可以通过服用碘化钾来减少对甲状腺的损伤（"福岛事件"
发生时的周边人员没有必要服用。如果要服用，也需咨询医师）。
铯的化学性质与钾类似，理论上可以提高钾的摄入量，竞争性地抑
制铯的吸收，例如红豆、蚕豆、扁豆、黄豆等豆类，以及冬菇、竹
笋、紫菜、香蕉等蔬菜水果。至少健康人多摄入一些钾对于心脏健
康也是有帮助的。

紫菜是废旧塑料袋做的?

如何区别紫菜和塑料?

实际上类似这种"塑料紫菜"事件的报道在几年前就曾发生过，相关专家也曾做过辟谣。想要区别紫菜和塑料，其实很简单：

1.泡发。用90℃左右的热水冲泡2分钟，紫菜会吸入大量水分而被成功泡发，体积略有增大。而黑塑料袋则不能吸收水分，体积不变，且维持原有性状。

2.拉扯。正常泡发后的紫菜其韧性和弹性要远比塑料袋小，而且塑料袋会越拉越薄，显出纹理。

3.闻气味，尝口感。塑料袋大多由聚乙烯、聚氯乙烯、聚丙烯等物质制成，含有浓重的化工材料气味，与紫菜天然独特的海腥味很容易区分。入口时，塑料会因为强大的韧性而很难被嚼烂，而正常泡发后经过烹饪的紫菜则相对来说容易嚼碎，两者口感完全不同。

4.火烧。塑料袋的主要成分是聚乙烯、聚氯乙烯等有机聚合物，遇火会迅速燃烧和蔓延，且气味浓烈刺鼻，火烧过的部位会卷缩变形。而紫菜的成分主要是蛋白质，点燃后会产生正常食物烧焦的味道，烧过的地方会变成粉渣状掉落。

此外，塑料和紫菜的口感差别很大，很容易被消费者和监管部门发现，而一旦造假被发现，企业还可能面临罚款、停业、吊销执照等一系列法律风险。显然正常的企业不会做这种高风险零收益的决策。

紫菜及其营养价值

紫菜是海洋中藻类生物的统称，主要包含条斑紫菜、坛紫菜和甘紫菜等紫菜属植物。紫菜是一种低热量、低脂肪、高蛋白质、高膳食纤维的食物，此外还富含碘、硒等矿物质和B族维生素。紫菜中不仅蛋白质比例高，氨基酸模式也较为均衡，生物利用率高，脂肪含量仅约1%。

紫菜的生长期为每年的9—10月到次年3—4月，长成后可以反复收割，大约半个月收割一次，第一次割的叫头水紫菜，第二次割的叫二水紫菜，一般可以采到第五至第六水。头水口感最为鲜嫩，越往后收割的紫菜口感越差。这里所说的塑料紫菜可能是尾水紫菜。此外，收割海区、海水温度、养殖时长等因素也会影响紫菜的品质。

能让人变聪明的"聪明药"存在吗?

其实作为一个公共卫生人员,我肯定是会再三强调非法、超范围使用药物的危害的,但是我个人还是倾向于成年人在不妨碍他人的前提下尽量了解选择背后的利弊,理性地为自己的选择负责。

也就是说,我并不会要求大家永远把健康放在第一位,而是具体分析区别对待。早在十多年前,就有人预测在未来的20年中"聪明药"将会像咖啡一样司空见惯。而在每年的考试季来临之前,似乎都有各种各样"聪明药"的广告在家长圈流传,望子成龙的家长们一方面对这种神奇的药物无比期待,另一方面也对其有效性和安全性充满疑虑。这一现象在成年人中也很普遍,甚至在国外一些校园有滥用药物的趋势。很多人也会因为工作需要而选择服用一些精神类药物,期望提高注意力、反应速度,从而提高工作效率和业绩。

"聪明药"始终是个美好的愿望

常见"聪明药"的成分是莫达非尼或利他林,二者都属于国家严格控制的第一类精神类药物，除了用于适应症的治疗外，不能用于其他非医学目的，购买时需要出示医师根据病症开具的限量处方。而售卖这些药物的商家也必须获得食药监管部门的审批和相应许可证，否则严禁销售。

事实上，对于大多数人来说，如果能保证均衡合理的饮食，是不需要额外摄入膳食补充剂的。和后者比起来，天然食品的各种营养素的配比有其合理性，提供的营养相对比较丰富，所以与其额外使用补充剂，不如选择从食物中获得类似的营养素。擅自服用营养补充剂有可能对身体造成危害，例如某些营养素中毒、影响药物吸收（比如咖啡因会与很多药物产生协同或拮抗作用）等，因此服用营养补充剂前，尤其是在疾病治疗期间，应严格查阅说明书，或向医生、营养师咨询。

想"聪明"，靠药物不如靠自己

通常营养、运动、生活方式、心理等因素都会影响大脑功能。所以，想要"补脑"，可以考虑从这些方面入手，简单实惠又安全。

饮食

可以参考《中国居民膳食指南（2016）》的建议，保证营养合理、饮食均衡即可。三餐食物多样，主食粗细搭配。每日蔬菜300—500g，其中深色蔬菜占一半，水果200—350g，牛奶300ml。烹调用油每日25—30g，用盐不超过6g。控制添加糖，每日不超过50g，最好不超过25g。

重点关注鸡蛋、鱼虾类食物的摄入量。鸡蛋中的胆碱、鱼虾类及坚果富含的不饱和脂肪酸均有利于大脑功能。建议每天吃1个鸡蛋，每天吃一小把大豆或坚果，每周吃2—3次鱼类及水产品。

此外，控制能量摄入，避免高热量饮食，可以降低随年龄增长的认知下降和神经退行性疾病的风险。

生活方式

1.戒烟限酒。吸烟、饮酒等不良生活习惯不利于血管健康，而一切损伤血管的因素也会对大脑不利。

2.充足睡眠。尽可能保证7个小时以上的睡眠。睡眠不足导致大脑活跃程度低，认知能力、语言能力、创造能力等都会降低。

3.适度咖啡因。咖啡、茶、某些碳酸饮料、功能饮料、可可、巧克力等食物中都含有咖啡因。一般正常成年人，每天摄入不超过400mg的咖啡因是安全的。

运动

运动有利于血液循环和血糖控制，血糖稳定、大脑供血充足有利于保持清醒。每天保持一定强度的运动，有助于改善夜间睡眠质量，也有利于白天保持精力充沛。

有研究显示，参加体育锻炼的人相对于没有运动习惯的人罹患老年失智症的风险低。建议每天至少30分钟有氧运动，每周2—3次抗阻力肌肉训练。

脑力训练

有研究表明脑力训练可以提高儿童和成年人的认知能力，这可能与大脑脑区血流量增加、多巴胺受体密度发生变化、大脑突触活动减弱、大脑兴奋性增强有关。因此，主动参与一些复杂的认知活动，例如语言学习、益智游戏、社会交流等，不断有意识地锻炼大脑，大脑会越来越聪明。

心理

保持轻松愉悦的心情对于脑力的发展也有益处。紧张、焦虑、压力等会升高体内皮质醇水平，长期皮质醇水平过高对大脑的学习能力和记忆能力不利。

芹菜会杀精？

"芹菜会杀精"这个说法其实我也听说过，一直当作无稽之谈。

有关"芹菜能杀精"的说法在国内至少已经流传了近30年，然而即便你不去查资料，也可以先从常识角度来判断一下这个说法的可信度。如果有这么明确的危害的话，为什么在各种权威医学机构的备孕建议中都没有提到要少吃芹菜？既然30年前就有这样的说法，还是这么常见的食物有"人命关天"的危害，为什么学术界此后一直都没有重复该试验呢？因此，可以从常识来初步判断该说法不可信。

对于各种食品流言的判断，还有一种比较简单的方法，就是搜索一下英文网页，看看不同文化环境下对同一事物的判断。更何况芹菜本来就是起源于地中海，古希腊史诗《奥德赛》中便有用芹菜叶插在冠军的桂冠上作为装饰的记载。相比之下，我国虽然早在《诗经》中便有两句提到了"芹"，但那主要指代有香味的水草。而且正因为芹菜少见，才有了"献芹"的典故……

言归正传，当我在谷歌中搜索"精子"和"芹菜"这两个词时，奇迹出现了！搜索结果的前几条全都是在宣传男性应该多吃芹菜。人家流行的说法是芹菜的特别气味可以吸引异性，多吃芹菜还能增加射精量，对勃起功能也有好处，甚至也有一些人表示芹菜可能对于提高精子密度有帮助。毫无疑问，中外如此大相径庭的说法，至少有一方是错的。

对于"芹菜杀精"这个课题，国内兰州大学公共卫生学院的研究生们做了很多相关研究，研究方法大多是给小鼠喂不同浓度的芹菜汁，然后观察精子密度、活力、活动度等，有着各种发现，整体来说，芹菜对于精子密度影响不大，但能影响精子活度。不过从实验结果来看，芹菜的剂量与精子活度的下降并没有明确的正相关。与之相反的是，国外期刊发表的一些文献显示，由于芹菜中的类黄酮类成分具有抗氧化活性，芹菜可能有助于改善生育能力，甚至芹菜油还有减少睾丸毒性的作用。

问题在于，这些研究不但结论矛盾，还都是用小鼠做的实验，所用的剂量折算下来和你平时吃的量无法相比，缺乏人体临床对照

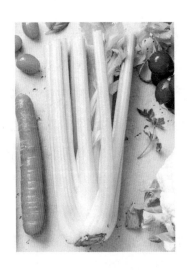

研究，属于低级别的证据，还不能完全作为指导日常饮食的标准。因此，我们可以说，并没有高质量的证据显示吃芹菜会杀精。

那么芹菜是否有一定保健作用呢？严肃地说，这方面也没有什么高质量的证据，倒是一些动物实验显示芹菜有降压的作用，因为芹菜含有一些特殊的香豆素类成分。但是要注意，呋喃香豆素也是光敏性皮炎的重要影响因素，无花果、灰灰菜、补骨脂等植物中都含有这类物质，如果喷溅在了皮肤上，或者大量摄入，很容易加重紫外线损伤而出现皮炎。这也是一些所谓的"光敏性食物"背后的科学原理。当然了，实际生活中我们所吃的芹菜中的剂量完全不用在意，户外割芹菜的农户倒是应该警惕。

此外，很多人重视芹菜，都是看中它的"膳食纤维"丰富。在日常生活中，有很多人一便秘就想到芹菜，甚至打芹菜汁喝。其实我们一眼能看见的纤维状物质并不是膳食纤维，每100g芹菜只含有1.6g的膳食纤维，在蔬菜中并不算特别突出的。除了全谷、嫩豆、蔬菜、坚果，一些多汁的浆果中的膳食纤维更多。

总之，备孕的朋友们放心地啃芹菜吧！想避孕的朋友还是放过芹菜吧！

加工肉制品可能会致癌?

世界卫生组织下属的国际癌症研究机构（IARC）对食用红肉和加工肉制品的致癌性进行了评价，2015年10月26日发布报告指出，加工肉制品被列为"对人类致癌"一类，红肉"可能对人类致癌"。

加工肉类是指经过腌制、发酵、烟熏或其他工艺制成的肉类。除了常见的猪肉、牛肉等红肉制品，也包括禽类、内脏、血制品等肉类副产品。热狗、香肠、火腿、腌肉、肉干、肉酱汁等都包括在内。

所有哺乳动物的肌肉，比如牛、猪、羊、马等的肉，被称为"红肉"。食用加工肉会导致结直肠癌，也与胃癌有关。食用红肉可能引发结直肠癌，也与胰腺癌、前列腺癌有关。

腌制食品不是公认的致癌物质吗，为啥这次专门提到了红肉?

腌制食物一直是致癌物的重灾区，IARC早在1993年就把中式咸鱼列为了1类致癌物，此外亚洲传统做法的腌菜也被列为2B类致癌物。

吃多少会致癌呢？

IARC的名单其实并不是指出了这些物质的致癌程度，而是反映了这些物质致癌证据的确凿程度。这也是食物致癌与一般食物中毒的差别。接触致癌物的量与癌症的发生概率的增长常常并不是直接对应的，很难给出一个准确的剂量反应模型或是安全剂量。这次IARC指出，通过流行病学研究发现，50g加工肉类会增加18%的结直肠癌风险，但也不知道多少是安全的量。

加工肉里有什么有害成分？

IARC官方的观点是这方面的机理和影响还不明确。红肉中含有很多成分，比如血色素铁等，在加工的过程中可能产生一些含氮的化合物（比如亚硝酸盐与含氮的蛋白质分解物反应产生微量的亚硝胺）、多环芳烃、杂环胺（直接接触火焰的高温烹调会产生）等物质，有些成分也在诸如空气污染的致癌机理中发挥着作用，不过这方面对癌症的影响和机制目前还不明确。

加工肉毒似砒霜是真的吗？

就名单而言，加工肉类与砒霜确实同属1类致癌物，但说加工肉类似砒霜，这是一种误导。我们平时谈砒霜色变，是因为它的急性毒性而非致癌性。火腿、培根这些显然没有急性毒性。而且必须强调的是，IARC的致癌分级主要是看证据的充分程度，而不是对人体的直接危害程度。1类致癌物是指明确对人体有致癌物质，2A类是可能性较高，2B类是可能性较低，3类是不明确，4类是不太可能……像火腿、培根，已经明确了其对人体有致癌作用，有人说吃了就一定会得癌症。

不吃红肉会少得癌症吗？

不吃红肉，对公共卫生政策来说，肯定是有效的；但是对于个体来说，影响可能并不显著，因为得不得癌症，在很大程度上还是看"运气"。

我们怎样做比较好呢？

1.了解致癌风险

了解哪些是有证据证明了的致癌物，然后自行进行规避，比如香烟、太阳辐射、酒精、大气污染、黄曲霉毒素、幽门螺杆菌、乙肝病毒、槟榔、中式咸鱼等。

2.调整生活方式预防癌症

（1）在正常体重范围内尽可能地变瘦。

（2）每天至少进行30分钟体育活动。

（3）尽量避免垃圾食品，多吃蔬菜、水果、全谷物和豆类。

（4）戒烟，远离污染空气。

（5）限制红肉和加工肉类，限制盐和腌制食物。

（6）限制饮酒。

（7）不能奢望膳食补充剂预防癌症。

（8）坚持母乳喂养。

3.控制红肉量

其实这次报告证明《中国居民膳食指南（2016）》中建议每日畜禽肉50—75g的推荐量是适宜的。我建议普通民众可以买一台秤，了解这些肉大概有多重，其实50g生肉大约就是两根手指的大小，很多人都吃得超量了。此外，建议选择鱼、禽、蛋作为猪、牛、羊肉的替代品。还有，挑瘦肉吃。

4.改变烹调方式

烹调肉类食物时，应该蒸、煮，哪怕烘、炒也行，煎炸或者明火接触的炭烤，温度过高，不建议。

5.权衡利弊

红肉不但富含优质蛋白质，更是很重要的铁和锌的来源，尤其对于妇女和儿童来说，当缺铁性贫血等营养不良状况发生时，应保证红肉的摄入量。

"铁元"真的能补铁吗？

铁元确实火，但是从成分来说，它就是一种膳食补充剂，和果蔬汁的定位倒是比较接近，当作药物来用的话完全不值得推荐，甚至我反对敏感人群喝这个。

植物提取真的能补铁吗？

众所周知，血色素性铁吸收率会比较高，大约为25%。如果是非血色素性铁，按照中国人的一般饮食习惯，吸收率大概是10%。所以说，植物来源铁的吸收率远不如肉里的铁，这也是为什么我们平时说饮食补铁重点是吃红肉、血制品。

但是，这些都跟铁元没什么关系。如果你去看德国官方的产品介绍，配料中明确写了其中的铁就是葡萄糖酸亚铁（ferrous gluconate），作为添加剂，和其他草药、果汁是区别开的。虽然没有明确说明葡萄糖酸亚铁究竟是怎么制备的，但是以常识来说，要么是采用离子交换，要么是化学合成。

总之，铁元中的铁是通过化学反应、加工、纯化而得的，并不是从天然植物中提取的。而人体对于铁的吸收率受到诸多因素影响，液态铁剂的吸收率确实比铁粉高，具体数字还得通过稳定同位素示踪法测定，但也绝对不可能达到80%以上。

铁元真的比补铁的营养片好用吗？

从用药的原则来说，药的成分应当越纯越好。对于非处方药，如果看到一大堆陌生植物提取物，除非是有明确证据表明益处大于风险，否则我都不会建议客户去吃。我挑选膳食补充剂（包括铁剂）时会特意去选不含多种植物提取物的。

从补铁的角度来说，这些植物并没有多大意义，主要还是靠铁元中的铁、维生素C、维生素B族等起作用。那些植物成分，一方面给人们一种天然的感觉，另外一方面主要是为了掩盖葡萄糖酸亚铁中的铁锈味（铁元没有使用防腐剂和人工香料），让口感好一些（虽然其中糖的含量也已经接近一半了）。就铁的剂型来说，各种亚铁制剂其实都可以，比三价铁的吸收率要高一些，其中葡萄糖酸亚铁算是不错的。另外，每天摄入45mg以上铁剂有可能会引起一些胃肠道反应，比如说恶心和便秘，如果担心这个，可以选择多糖铁、氨基酸螯合铁、血红素铁等。

孕期应该如何补铁呢？

由于怀孕期间母体红细胞生成显著增加，血浆的体积和红细胞的量也有所增加，在满足胎儿以及胎盘的需求的同时，自身的需求量也会增加，如果缺乏的话，会增加孕产妇以及婴儿死亡率、早产以及低出生体重患儿的风险。

至于孕期怎么补铁，主要是合理饮食，提高铁的摄入量。怀孕期间的饮食中，血色素性铁最丰富的来源是肉和海鲜；非血色素性铁，像坚果、豆类、蔬菜中的含量都比较多，应当保证其摄入量。但是关于铁剂的补充量，很多机构的建议都有出入。考虑到咱们国家的孕期缺铁性贫血的发生率相对非常高，我个人建议有条件的可以从第一次产检开始口服低剂量的铁剂，每天30mg即可。中华医学会围产医学分会2014年在《中华围产医学杂志》上曾经发表过一个妊娠期铁缺乏和缺铁性贫血的诊治指南，其中建议所有的孕妇应当注意饮食，最大限度地提高铁的摄入和吸收量。

如果铁耗尽，比如说已经发现血红蛋白低了，这时候应当补充铁剂。注意按照元素铁的剂量来计算，每天100—200mg是比较适宜的量，吃两周之后复查血红蛋白，评估疗效。即便是经过补充铁剂使得血红蛋白恢复了正常，还是应当继续口服铁剂3—6个月，或者吃到产后3个月。如果没有贫血的孕妇血清铁蛋白低于$30 \mu g/L$，可以每天吃元素铁60mg，吃8周之后再评估疗效。

吃铁剂的时候最好在餐前1个小时吃，而且和维生素C一起吃可以增加吸收率。搭配一些畜禽肉、鱼虾，注意去除谷物、豆类中的植酸，也有助于增加铁的吸收率。钙剂有可能会降低非血色素性铁的吸收率，但是还没有明确的数据支持。一般认为，只要在一天之内的不同时间服用就没有问题。

如果不能够耐受铁剂，或者难以做到每天吃铁剂，或者吃铁剂没有效果，也可以考虑选择注射铁剂。如果有明显的贫血症状，或者血红蛋白低于70g/L，又或者妊娠满34周的情况下仍然贫血，应及时就医。

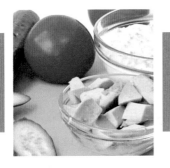

第八章

细心呵护
孩子的每一餐

婴幼儿为什么总要吃东西？

婴幼儿总要吃东西跟胃容量比较小有关。婴幼儿本来就知道饱和饿，很多时候后天的不当喂养可能造成他们没有饥饱的感觉。建议检查一下孩子的喂养方式，是不是怕吃多了不给吃饱，怕饿了而过早地给他吃食物，如果存在，应该逐渐重建孩子的饥饱感。

喂养这件事最重要的是顺应需要，家长不要用自己的思路判断，应多观察，注意回应宝宝的诉求，监测生长曲线，尽量提供丰富、健康的食物。

是不是存在吃多了的现象？当然有。不过所谓的"把脾胃撑坏了"，比较常见的是因果倒置了。很多时候只是因为婴幼儿处于疾病前期或者疾病状态中，消化功能下降，使常规吃的食物量超过了胃肠道的负担，导致不适，而不是吃撑了导致疾病。因此，不是表面意思上的吃多了，而是吃得不合适而已。

比如感冒早期或感冒中，此时的胃肠道功能下降，原来能吃肉蛋，这个时候可能就超过了胃肠负担，会出现消化不良的症状。了解疾病阶段的合理饮食，正常应对即可。

还有一种情况是针对零食。1岁以上的孩子逐渐有了自己的喜好，但面对喜欢吃的食物，没有抗拒力，只要见到自己喜欢吃的东西就会停不住口。这和我们大人很像，我们在吃饱的前提下，如果有自己非常喜欢的东西，也会吃上几口。如果是这种情况，只要限制即可。包括调味品，也最好少用。

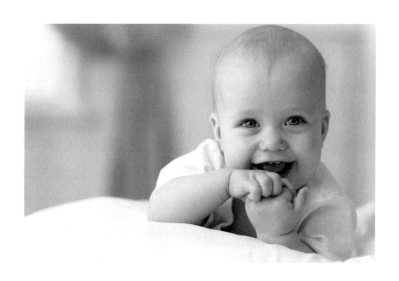

婴幼儿过敏性疾病的营养干预

常见过敏原

1.空气中的过敏原，如花粉、动物皮屑、尘螨和霉菌。

2.某些食物。1999年国际食品法典委员会第23次会议公布了常见致敏食物的清单，包括8种常见的和160种较不常见的。临床上90%以上的过敏反应由8类高致敏性食物引起，这些食物包括：蛋、鱼、贝类、奶、花生、大豆、坚果和小麦。其他食品，如猪肉、牛肉、鸡、玉米、番茄、胡萝卜、芹菜、蘑菇、大蒜、甜辣椒、橘子、菠萝、猕猴桃、芥末、酵母等，诱发的过敏反应较少。我国儿童以海鲜、牛奶、鸡蛋过敏较为常见。

3.昆虫叮咬，如蜜蜂或黄蜂蜇伤。

4.药物，特别是青霉素或青霉素类抗生素。

5.乳胶或其他导致过敏的物质。有些人对温度过高或过低、阳光以及其他环境因素会有类似过敏的反应。有时候，摩擦（擦或用力抚摩皮肤）也会引起过敏。过敏会导致某些病情恶化，如鼻窦炎、湿疹、哮喘。

过敏的人多吗?

过敏其实并不少见。多项研究提示,在过去一二十年间,随着感染性疾病的控制和工业化程度的提高,过敏性疾病在全世界范围内逐年增加。资料显示,欧洲儿童过敏性疾病发病率为25%—30%,我国小于14岁的城市儿童哮喘发病率为0.12%—3.44%。其他过敏性疾病,国内尚无确切的统计数据,尤其尚无全国普通成人过敏性疾病流行病学的统计数据。

什么人容易过敏?

1. **有哮喘或过敏的家族史。**如果你的家庭成员中有人患有哮喘或过敏,你过敏的风险就会增加。如果你的母亲有过敏史,你过敏的机会更大。但与父母相比,孩子不一定会对同样的物质过敏,或有同样的过敏性疾病(如枯草热、哮喘、湿疹)。

2. **儿童。**尽管人可能会在任何年龄对某种东西过敏,但儿童往往比成人更容易发展为过敏体质。

3. **有哮喘或其他过敏性疾病的人。**哮喘会增加你发展为过敏性体质的风险。同时,只要有一种类型的过敏性疾病,会使你更容易对其他东西过敏。

怎么预防？

纯母乳喂养婴儿4—6个月有助于预防或减少过敏。不过在怀孕或哺乳期间改变母亲的饮食似乎对预防过敏并没有帮助。2008年以来，北美、欧洲以及澳大利亚的儿童过敏与营养学会已经不再将母亲哺乳期饮食回避作为预防婴儿食物过敏的措施。

还有证据表明，在1岁前暴露出某些过敏原（如尘螨和猫皮屑），可以防止一些过敏发生。这被称为"卫生学假说"。观察发现农村的婴儿往往比那些在无菌环境中成长起来的孩子更少过敏，这提示我们清洁也应适度。但是，年龄较大的儿童似乎并不是这样的。

如果父母、兄弟、姐妹或其他家庭成员有湿疹和过敏史，建议咨询儿科医生该怎样喂养。一旦发生了过敏，应该及时治疗过敏，或者小心避免过敏原。

不推荐在妊娠或哺乳期间通过限制母体膳食来预防食物过敏。母乳是婴儿最理想的食物，建议母乳喂养至少6个月。无论是否有家族过敏史，6个月龄后都可以开始喂养高致敏性的食物（牛奶、鸡蛋等）。不过为了鉴定潜在的食物过敏原，每添加一种新食物，要间隔3—5天，如果没有出现皮肤湿疹加重、呕吐、腹泻等情况，可以继续；如果出现湿疹，也不要盲目认为一定是食物过敏造成的，最好由医生确诊，更不要忽视规范的局部皮肤治疗。

如果经过医生明确诊断婴幼儿对牛奶过敏，应使用氨基酸配方奶，不推荐豆奶或者羊奶。特异性口服诱导免疫耐受在治疗食物过敏方面获得肯定，但人体对该手段的反应受到多种因素影响。益生菌通过多种机制对食物过敏起到防治作用，但与口服诱导免疫耐受一样，它的临床应用仍存在不少问题，亟待进一步研究解决。

营养方面需注意，没有营养监测的饮食回避可能产生营养不良的风险。对于大龄儿童或成人来说，由于膳食范围较广，少数种类的食物回避一般不会造成严重的营养问题。识别食品成分中的过敏原，读懂食品成分标签，是这一人群饮食回避的关键。对于幼龄儿童或婴幼儿来说，不恰当的饮食回避或者缺乏必要替代物补充则可能导致营养摄入不当，造成生长发育迟缓。

比如，对于国外儿童来说，牛奶是钙和维生素D的重要来源，牛奶过敏的儿童就需要通过其他途径来补充这些营养，比如强化的豆奶等。坚果过敏的儿童，维生素E也很难达到推荐摄入量。而国内牛奶中没有强化维生素D，也几乎不能通过其他食物来有效补充维生素D，强化豆奶的产量也很少，因此，牛奶过敏的儿童应多吃绿色蔬菜、卤水或石膏点的豆腐，多参加户外活动、晒太阳。鱼虾、鸡蛋过敏的儿童应通过其他食物补充蛋白质、维生素B_{12}。如果通过食物补充相应的营养素达不到推荐摄入量，应考虑通过补充剂来补充。

孩子每天到底应该吃多少肉？

有一位家长跟我说，《美国儿科学会育儿百科》中对于2岁孩子的食谱建议是，每天吃大约90g肉，再加上一个鸡蛋。而《中国居民膳食指南（2016）》中对于2—3岁孩子的建议是，肉加上蛋类，一共只有50—70g。一个鸡蛋如果是50g的话，剩下的肉就非常少了，这样难道不会导致铁摄入量不足从而贫血吗？

确实美国儿科学会建议的2岁食谱比中国营养学会建议的2—3岁食谱多了接近1两的肉，但其实这二者都是可以说得通的。

首先我们得清楚，这些膳食指南的具体操作是为了结合饮食条件满足营养素的需求。参考摄入量又是怎么来的呢？对于6—24个月

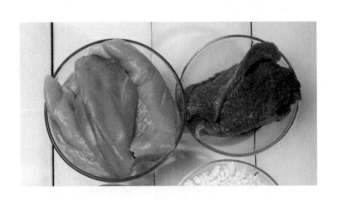

龄婴幼儿铁的每日需求量，中国、美国以及世界卫生组织虽然总体上十分接近，但仍然有一定差异。

这种差异不是人种的原因导致的，而是因为不同的饮食结构影响了铁的吸收率。再考虑到丢失、组织蓄积等因素，需要量也是不同的。那么是不是中国推荐的食谱中铁的摄入量就不能满足需求了呢？并不是。

总之，根据《中国居民膳食指南（2016）》的规定，按照2岁的食谱进食是可以满足铁的需要量的。

其实，虽说红肉中铁的吸收率显然比植物性的要高（制定中国营养素参考摄入量时，成人血红蛋白性铁吸收率是按照25%计算的，成人非血红蛋白性铁按照10%计算，4岁以下幼儿按照8%计算），但是对于婴幼儿来说，大多数铁还是来自肉以外的食物，比如说谷物、蔬菜和水果。从鸡蛋、畜禽肉、鱼虾中获得的铁，即便按照美国建议的量，也只有3mg左右。

如果孩子不能按照指南上的建议来吃，又该怎么办呢？

1.家长提供丰富的食物由孩子选择，不要把孩子的消化功能想象得太娇贵了。

2.注意监测，有了问题及早解决。比如生长曲线偏低，想想除了贫血，是否热量不足。

3.对于幼儿来说，热量、蛋白质、维生素D、铁、维生素A这几个关键营养素还是要重视的，如果实在从饮食中摄入不足，清淡口味、天然食物等要求可以适当放宽，甚至适量吃一些补充剂。

孩子的牙齿保卫战

虽然我现在是个严格限制糖类摄入量的人，也经常劝身边的朋友控制甜食，但我小时候也曾经因为爱吃糖又没有好好刷牙，四颗第一磨牙都坏掉了。想让小朋友自己控制这种天生的爱好确实有一定的困难，除了从添加辅食开始就培养良好的饮食习惯、均衡营养之外，从小保护牙齿也非常重要。

为什么会有蛀牙？

龋齿（又称"蛀牙"）是世界上最常见的口腔传染病。口腔细菌会通过分解食物残渣使牙齿的矿物质解离，当细菌对牙齿的解离速度超过我们自身通过唾液等进行牙齿再矿化速度时，牙齿上的"空洞"就产生了。

日常饮食中的单糖（最常见的葡萄糖和果糖就是单糖的典型代表）是这些细菌的主要能量来源，这也是高糖食物非常容易导致蛀牙的原因。如果再疏于口腔清洁，牙齿窝沟处积累的食物残渣很容易成为细菌的温床。

与成年人的恒牙相比，乳齿还要脆弱一些，因此爱喝果汁、吃甜食又很难坚持刷牙的小朋友很容易受到蛀牙的困扰。甚至一些还在喝奶的婴幼儿，乳齿才长了没几颗，门牙就已经龋黑了，变成了所谓的"奶瓶龋"。

怎样预防蛀牙——给小宝宝家长的建议

婴儿和还不能够自己刷牙的小宝宝（一般是在3岁之前），保护牙齿完全要靠家长来负责。参照美国牙医协会（ADA）的指南，如下建议供参考：

1.避免将成年人的口腔细菌通过唾液传递给宝宝。不要亲吻宝宝的嘴部，不要将宝宝的辅食勺子、奶嘴等物品放入自己嘴里。这些细菌对成年人可能没什么伤害，但可能引发宝宝龋齿甚至更严重的后果。

2.每次喂食之后，可以用干净的湿纱布垫或毛巾擦拭宝宝的牙龈。在宝宝开始长牙至3岁前，用婴幼儿专用牙刷和一点（米粒大小的量）氟化物牙膏轻柔地帮宝宝清洁牙齿。

3.不要把哺乳、奶粉瓶喂奶长期作为安抚宝宝入睡的常规方法。哄睡宝宝的方式有很多，好的睡眠习惯要从婴儿期就开始培养。

4.宝宝的奶瓶应该只用来喝奶及白开水。不要让宝宝喝糖水、果汁、软饮料等含糖饮品。辅食方面，宝宝应当吃果泥，而不是饮用高糖的果汁，这样才能保证从水果中正确摄取营养成分。

5.如果宝宝使用安抚奶嘴，应保证奶嘴清洁，不要在奶嘴上涂糖或者蜂蜜。有些宝宝确实不爱吃奶嘴，多尝试其他的安抚方式。

6.宝宝摄入液体不足也有引发蛀牙的风险。鼓励宝宝满1岁时用杯子喝水。白开水永远是最好的饮品。

怎样预防蛀牙——给大孩子家长的建议

3岁以上的孩子已经拥有比较强大的自由意志和更好的自主能力，想要让他们养成爱护牙齿的好习惯，家长就需要动动脑筋了。

1.监督孩子每天早晚刷牙，每次至少2分钟。直到孩子能够每次漱口吐出牙膏，而不是把它吞下去（一般可能要到六七岁）。

2.3—6岁的孩子，每次应该使用豌豆大小的氟化物牙膏刷牙。

3.利用一些有趣的手段让孩子爱上刷牙。比如：在刷牙时间播放孩子爱听的短故事；制作一个奖励图标，每完成一天的刷牙任务就贴上一个贴纸；和孩子一起刷牙，让孩子选择自己喜欢的牙膏颜色及口味。

4.尽量选择不含添加糖的小吃和饮料。尤其注意避免牛轧糖、葡萄干这类有黏性的高糖零食，对牙齿危害极大。

5.尽量喝白开水和牛奶，少喝果汁。如果一定要喝果汁，6岁以前的儿童每天不超过175ml，7岁以上的儿童不超过250ml。

6.多吃对牙齿有益的食物。奶酪、牛奶、卤水豆腐、绿叶蔬菜等食物富含钙，肉类、禽类、鱼类、牛奶和鸡蛋则是磷的最佳来源。蔬菜、水果所含的水分和纤维素还有助于清洁牙齿。

7.饮用氟化水也是预防龋齿的有效方式。系统性的氟化物摄入后，既可以进入牙齿结构，也可以通过唾液冲刷牙齿。研究证明，即使氟化物牙膏及其他含氟化物的物质得到广泛使用，氟化水仍能有效减少儿童和成人至少25％的蛀牙。要记得烧开的自来水才含氟，而纯净水和RO膜净化的水都是不含氟的。至于水源中缺乏氟化物，美国预防服务工作组建议，婴儿6个月起口服氟化物补充剂。美国儿科学会也提醒儿童在某些情况下需要补充氟化物。美国牙科协会指出这适用于非氟化地区6个月至16岁具有高龋齿风险的孩子。

牙齿保卫战，谁可以做牙齿的盟友？

看了上面这些建议，大家不难发现，糖和含添加糖的食品作为细菌的能量来源，是牙齿健康最大的敌人。美国FDA建议每天食用的添加糖不超过12.5茶匙（每茶匙约4g）。WHO则推荐成年人每天食用的添加糖不超过10%，最好不超过5%，差不多也就25g，也就是6茶匙，儿童更是要减半。相比之下，糖替代品，比如木糖醇、阿巴斯甜、山梨醇等则不会对牙齿造成伤害，被广泛应用于食品加工中。

果汁应该怎么喝？

最近美国儿科学会推出了一个新的有关果汁的策略声明（policy statement）：

完整水果比果汁有营养；

1岁以内不建议喝果汁；

1岁以上只能喝杀菌过的100%果汁；

1—3岁每天最多喝120ml；

4—6岁每天不超过180ml；

6岁以上每天不超过240ml；

只能用杯子喝果汁。

其实在过去，儿科医生给孩子推荐喝果汁是一个非常常见的现象，因为果汁可以作为维生素C的来源，而且有些孩子可能会便秘，这时候喝点果汁也有好处。所以，过去美国儿科学会一直强调6个月内不能喝果汁，6个月以上可以适量喝一点。

但在2017年5月22日，美国儿科学会在他们的网站上更新了观点，提到果汁应该只适用于幼儿和大龄儿童。如果是1岁以内的婴儿，就不应该喝果汁（特殊情况除外）（详细内容见 *JAMA Pediatrics*）。

（注意：此处的果汁指的是外面售卖的100%纯果汁，而不是自己家鲜榨的果汁。至于那些添加了香精、色素、糖浆等的"果汁"，则完全不在建议食用范围内。）

果汁存在哪些风险？

果汁中的糖含量非常高，这样会增加每日热量的摄入量，同时还会增加龋齿的风险。同时，果汁中缺乏蛋白质和膳食纤维，这些有可能导致体重增加。也有研究显示儿童营养不良导致身材矮小，也可能跟每天过度饮用果汁有关。

一些果汁可能没有经过高温杀菌，有可能会含有一些病原体，比如大肠杆菌、沙门氏菌等，所以一定要注意。另外，还有一些婴儿、儿童可能对柑橘汁非常敏感，甚至过敏，喝了之后还会加剧口腔炎症。

有的含黄酮类比较多的水果，比如葡萄柚、蓝莓、石榴、苹果，其中的黄酮类有可能会降低体内某些酶的活性，特别是需要某些运载蛋白来携带药物的时候。比如说葡萄柚，大家一定要小心，有可能会降低肠细胞色素P450酶系的活性，很多药物都不能和葡萄柚一起吃，特别是某些他汀类药物，具体可以看一下药物的说明书。

幼儿急性肠胃炎可以喝果汁吗？

对于幼儿的急性肠胃炎，现在的指南大多是鼓励正常饮食，同时口服一些电解质溶液，也就是所谓的补液盐。而这些电解质溶液中的含糖量是每100g中含2.5—3g，相对来说果汁中的含糖量就高得多了，100g里可能有11—16g。大家下次买果汁的时候可以看一下营养成分表，含糖量过高的话，会导致肠道内对糖类的吸收不良，加剧渗透性腹泻。

选择什么样的果汁？

首先我们得明确果汁的营养价值，相比于牛奶，它可能缺乏镁、蛋白质，如果没有强化钙的话，那钙含量也不高。

我们主要需要其中的一些维生素和矿物质，从这个角度来说的话，你肯定要选择那些真正含果汁多的，也就是100%果汁，而不是不到100%的果汁。因为那种果汁往往里边会加一些糖、甜味剂、香料等，只能算是一种甜饮料。还有一些功能性饮料，虽然含有一些果汁，但是更多地加了一些咖啡因。这种也要小心。

怎样喝果汁更健康？

还是建议大家吃一些完整的水果，不要去喝果汁。

其实《2015美国居民膳食指南》以及《中国居民膳食指南

（2016）》中都提倡吃完整的水果。那么，一个10岁以上的儿童或者成年人，基本上每天吃两杯果汁量（美国一杯是半品脱，也就是237ml）的水果是比较适合的。如果是1—4岁的孩子的话，大概每天吃一杯的果汁量的水果。

对于果汁的话，6个月内的婴儿应当是纯母乳喂养或者婴幼儿配方奶喂养，不能喝果汁；1岁以内不建议喝果汁；1—3岁的话，每天最多喝4盎司，也就是差不多118ml；4—6岁的话，每天不超过4—6盎司，也就是118—176ml，其实这个量真的还是挺少的；更大一点的儿童和青少年，每天不超过8盎司，也就是235ml，这也就相当于常见的那种易拉罐装的大概2/3听的量。

还要提醒一下，不要让孩子用普通瓶子或者带盖的瓶子喝果汁。带盖的意思就是说这种杯子可能更容易携带，也就容易让孩子随时喝到果汁。

儿童如何补充维生素D?

维生素D是一个很热门也很有争议的话题，主要是很多健康效应都跟它有关，缺乏维生素D的人群比例很高，然而维生素D干预的有效性又不容易被确定，甚至于具体到不同人种、生理状态、日照强度、饮食习惯方面，也会大不一样。

维生素D有什么作用?

缺乏维生素D的情况下会影响钙和磷的代谢，比如会导致佝偻病，此外还跟皮肤方面的疾病、免疫系统疾病、肿瘤、精神方面的疾病都很有关系。维生素D很重要，但是补充维生素D对骨骼有益处的证据还不够充分。不过，哪怕是为了预防骨骼问题，也要重视维生素D。

什么食物中含有维生素D?

食物的话，比如说三文鱼、沙丁鱼、鲭鱼、蛋黄、动物肝脏中都会有一些维生素D，但是总量很少，按照一般人的饮食，基本上难以达到每天150IU。而且要注意，烹调食物的方法会影响维生素D的吸收，比如说煎鱼的话，有可能破坏50%的活性维生素D。同样物种的鱼，养殖的维生素D含量会高于野外的。在一些发达国家，常会在牛奶和黄油中强化维生素D。比如说美国，在牛奶中强化维生素D并不是强制性的，但是标签上常常会注明，厂家大多自愿强化。而加拿大几乎所有的牛奶都是强化维生素D的。咱们国家类似的产品还比较少。靠饮食补充维生素D不太现实，我们主要是通过日照来补充。

晒太阳就能获得充足维生素D吗？

一般在阳光充足的春、夏、秋季，正午时分晒10—15分钟就能够合成足够的维生素D。但是如果在阴影中，太阳的紫外线辐射就会减少大约60%。在北纬37度以上的地区，阳光中紫外线光子通过大气的距离变长了，紫外线光子到达地表的数量会减少80%—100%，皮肤接受紫外线后产生的维生素D_3量也会比较少。也有研究显示，云层、水蒸气、工业污染也会减少到达地球表面的紫外线的量。此外，SPF15以上的防晒霜的影响也是需要考虑的，隔着玻璃晒太阳更是没用。尽量参加户外活动，但是冬天确实容易缺乏户外活动，特别是一直在室内待着，外面还有雾霾。

健康儿童需要补充维生素D吗？

中国营养学会2013年的膳食营养素参考摄入量中，0—64岁普通人群维生素D的推荐量都是400IU。美国儿科学会2014年更新的维生素D推荐摄入量，1岁以下是400IU，1岁以上是600IU（包括食物和补充剂）。靠晒太阳补充维生素D并不会中毒。我个人的建议是，有条件的家长，不管饮食和日晒，每天都给孩子服用400IU的维生素D补充剂，以预防缺乏维生素D。0—18岁的孩子都可以这么吃（喝了1L以上的配方奶的除外）。至于成年人，就看日晒情况了。当然，如果吃的复合型维生素矿物质补充剂中有400IU的维生素D，也就不用再吃了。

常见的维生素AD、鱼肝油行不行？

鱼肝油同时含维生素A和维生素D。维生素A也很重要，但是我们可以很容易地通过饮食来获得。吃维生素AD制剂（比如伊可新）、鱼肝油（注意不是鱼油）比不吃强。一般市面上的维生素AD制剂中的维生素A，吃了也没什么风险。但是，营养较好的人群没有必要通过补充剂来补充维生素A。因此，最好还是吃纯维生素D。

维生素D_2好还是维生素D_3好？

小剂量的情况下效果差不多，不过一般来说维生素D_3提高维生素D水平的效果会比维生素D_2好一些，特别是作为单一成分大剂量地摄入的情况下。如果剂量非常大的话，维生素D_2更安全。

吃维生素AD软糖会不会摄入糖分过多？

确实比较多。另外尤其要警惕的是，维生素AD都是脂溶性的，比较容易中毒。这种软糖，万一你保存不当，有可能孩子自己会偷吃，增加中毒的风险。不推荐购买维生素软糖。

如何预防儿童误食毒物？

曾有一条求助信息传遍了医疗圈，一个孩子误服了火锅燃料导致急性中毒，需要特效药，全国网友都在帮助寻找。后续报道称，解毒剂从日本空运到北京，同时经过血液净化等治疗，宝宝血液中的毒素含量已经比较低了，正在儿童重症监护室继续接受治疗。对于这件事，旁观者更应该吸取教训。如何预防儿童误食毒物？以下几个建议供大家参考：

收拾

将不常用的内服药、花露水、有毒物品放在高处锁起来，尤其是包装鲜艳、有糖衣的药品。

使用电子温度计代替水银温度计。

及时收起纽扣、珠子、硬币。

不要用饮料瓶灌入其他液体。

不要把药品和食物放在一起。

教育

教育孩子捡到的东西不要当食物。

不要让孩子模仿大人吃药的动作，也不要让孩子知道药在哪里。

不要哄骗孩子药品是糖果。

除了家里，在马路边、工地、饭店更要小心。

如果是老人带孩子，记得在给孩子吃药前仔细阅读说明书，最好把剂量、服用要求明确写在药品包装上，服药后也进行记录，避免重复。

急救

帮助孩子把口中的东西吐出来或者抠出来。

安抚孩子的情绪，不要打骂，问清吃的是什么、剂量。如果不清楚，可将误服物和呕吐物一同带往医院。

在很多情况下不建议催呕，应尽早送医院急救。

如何帮孩子选牛奶？

牛奶中有什么营养？

我们为什么要喝奶？喝奶主要有一个目的：获得钙和蛋白质。

100g牛奶中含有113mg钙、3.15g优质蛋白质。就钙而言，300g牛奶可以满足一位成年女性每日42%的需求量。

天然的牛奶中也含有不少维生素A，通过牛奶还可以获得丰富的维生素B_{12}和维生素B_2。特别是对于素食的人群，牛奶是很有价值的，如果实在不想喝牛奶，除了保证发酵豆制品和大量蔬菜的摄入量，素食者还应该吃一些钙剂和维生素B_{12}。

以下我引用的是美国农业部所列出的没有添加过维生素A和维生素D的全脂奶数据。由于品种、加工方法、测量方式等因素，这个表中的数据和中国食物成分表中的数据会有一些出入，这和市面上普通牛奶的成分有20%的浮动一样，是很正常的。大家大概记一下，有个概念就行。

全脂未强化牛奶每100g所含营养成分		成年女性每日所需	300g可满足百分比
能量	61kcal		
水	88.13g		
碳水化合物	4.78g		
乳糖	5.05g		
蛋白质	3.15g	55g	17%
钙	113mg	800mg	42%
铁	0.03mg	29mg	0%
钾	132mg	2000mg	20%
维生素B$_{12}$	0.45μg	2.4μg	56%
维生素B$_2$	0.169mg	1.2mg	42%
维生素B$_1$	0.046mg	1.2mg	12%
维生素A	46μg	700μg	20%
维生素D	0.1μg	10μg	3%
维生素C	0mg	100mg	0%
总脂肪	3.27g	60g	16%
饱和脂肪酸	1.865g	20g	28%
单不饱和脂肪酸	0.812g		
多不饱和脂肪酸	0.195g		
DHA	0g		
EPA	0g		
胆固醇	10mg		

要喝配方奶吗？

喝奶还是非常重要的，喝得特别多自然不好，但每天300—500g的量对于绝大多数人来说还是非常适合的，而青少年一天喝3杯奶也是可以的。

牛奶本身是很优质的食材，而1岁以上的儿童会有很多其他的食物来源来满足不同的营养素需求，因此喝普通全脂牛奶就可以了。当然了，要是牛奶过敏，肯定得喝特殊配方的奶粉。

高温灭菌奶没营养？

由于蛋白质和钙这两种营养素经过高温处理不会流失太多，因此，无论是采用高温灭菌还是巴氏杀菌，牛奶的营养价值是差不多的，不过高温杀菌会破坏一些B族维生素，比如维生素B_2。

考虑到细菌污染的风险，你买到的牛奶无法进行冷链运输，或者开封之后不能很快喝完，我个人建议还是选择高温灭菌奶。

比如像我家里，今年买的都是高温灭菌奶，由于这种技术可以使物流成本低一些，所以性价比往往也比较高。

调制乳营养价值低？

现在很多乳品都是用的调制乳。很多人对于奶制品中的"调制"、酒类中的"勾兑"等词都很恐惧，但是并不能说明调制乳就一定没有太高的营养价值，还是得看配方。比如说这个饮品，你得看它加了多少糖，还有益生菌的种类和数量。

乳制品中本身也是含糖的，每100g的牛奶中含5.05g乳糖。不过这里也要提醒一下，碳水化合物虽然在理论上包括乳糖，碳水化合物的数值应该比乳糖的数值大，但实际上食品标签中碳水化合物的数值是计算出来的，方法是食品总重量减去蛋白质、脂肪、水、灰分、膳食纤维，然后得出数值，因此得到的这个数值可能会更低。比如，美国农业部的结果是4.78。

总之，你拿到一款包装乳制品，如果看到配料表中有葡萄糖、蔗糖等添加糖，接着看碳水化合物一行，自己减去5，也就大概知道加了多少糖。对于一般人来说，每天添加糖的摄入量应当控制在25g以内。

应该控制牛奶中的哪些成分的摄入量？

牛奶中也有一些是大家可能不太需要、应该减少摄入量的成分，比如：

饱和脂肪

要注意到100g牛奶中的脂肪总量是3.27g，其中饱和脂肪占了一大半，有1.865g，也没有EPA和DHA，还含有一定的胆固醇。

光一杯牛奶中的饱和脂肪就可以占到一天限量的30%左右，如果每天喝两杯，基本上你就没剩下多少可以分配给肉类、烹调油了，因此，从饱和脂肪限量的角度来看还是有足够理由喝脱脂奶或者低脂奶的。

不过脱脂奶往往会减少脂溶性维生素的含量，也会增加血糖反应。国内市场上绝大多数牛奶也都是全脂的，如果你喝得不多，比如每天只喝300ml，也没问题。像我自己一般是在家里做拿铁咖啡，肯定得用冷的全脂牛奶才好打奶泡，也更香。

因此，给孩子选牛奶的时候一定要注意这一点。

乳糖

很多人都有乳糖不耐受反应，如果一次大量摄入牛奶就会出现腹泻等症状。对策是：可以少量多次饮用，或者佐餐饮用，也可以喝酸奶或者零乳糖的乳制品。

记得前两天我在咖啡店里跟人谈事，我要了超大杯的拿铁，原本慢慢喝也可以给小肠足够的时间去消化，但是那天我忘了早上已经喝过牛奶，结果不得不把对方抛下冲向了卫生间。

因此，可以让孩子适当地喝点酸奶或者零乳糖的乳制品，一次不要喝太多。

营养素强化有意义吗？

这里再讲一下牛奶营养强化的问题。

1.维生素D——很有意义

我经常看到有些人完全参考的是美国饮奶的建议，但是美国的牛奶普遍是经过营养强化处理的。多数人也会选择低脂奶，而真正天然的牛奶中的维生素D含量非常少，只有0.1μg，300g奶只能满足每日3%的维生素D需求。

换言之，美国人的饮食中，他们所需的维生素A、维生素D，仅仅靠牛奶这一项，就比国人通过普通的饮食所摄取的量多（此外还有面粉中强化的B族维生素等）。这里也提醒大家，很有可能你的维生素D摄入量是绝对不够的，这也是为什么我建议大家没事吃一些维生素D补充剂。

2.维生素A——适量补充

要想保证奶量，5岁以上的人群最好喝低脂奶和脱脂奶。如果你买的是国内的脱脂奶，一杯奶可以提供一天的20%左右的维生素A，这对于提高孩子的免疫功能还是非常重要的。但是如果你把它经过脱脂处理，脂溶性维生素A、维生素D也就被脱掉了。

3.强化钙——吸收率可能不高

前面提到过，牛奶大概是每100g中含113mg钙，有些地方生产牛奶会采用强化钙，但是他们用的碳酸钙之类的钙剂，吸收率是远不如原生乳钙的。所以，我不太建议大家没事去买强化钙牛奶。

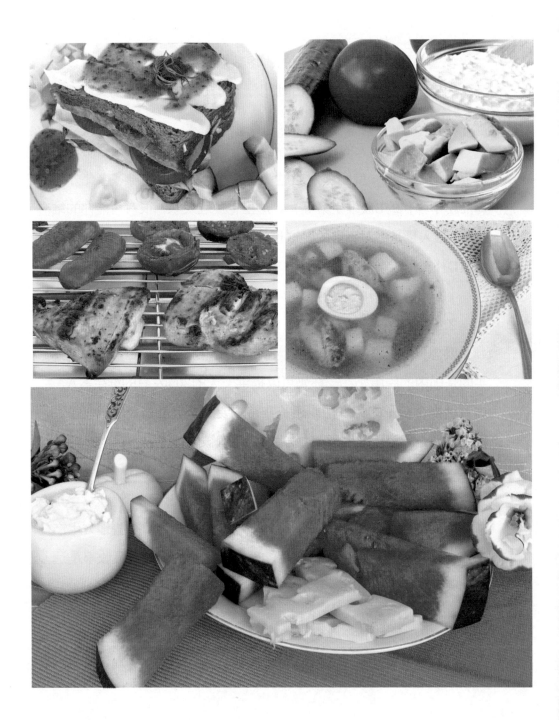

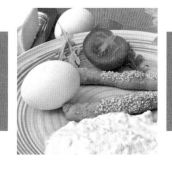

第九章

养生保健食物
应该怎样吃

黑茶能为你带来多少好处？

最近好多人卖黑茶，搞得跟做传销似的，说黑茶可以减轻炎症、清理血管，特别适合脑梗的患者。真是这样吗？

什么是黑茶？

根据发酵程度的不同可以把茶分为六类：绿茶、黄茶、白茶、青茶、红茶和黑茶。其中黑茶又被称为"后发酵茶"，而其他五种则称为"前发酵茶"。黑茶的代表中，大家最熟悉的就是普洱了。在制作成品普洱茶时，先将茶青杀青、揉捻、干燥制成毛茶，然后经过渥堆处理，即在适合的温度和湿度环境下促使微生物大量生长发酵，制成"普洱熟茶"（和其他微生物发酵产品的原理类似，例如酸奶）。

在这个过程中，毛茶中的某些成分会发生变化，例如茶多酚氧化、纤维水解、蛋白质水解等。而"普洱生茶"则不经过渥堆，直接将毛茶蒸压定型、干燥制成成品。渥堆和陈化反而增加了有害微生物繁殖的机会，从这个角度来说，陈年的黑茶较其他茶类存在一定的风险。不过与剂量有关，曾有研究显示，廉价的湿仓储存的普洱茶，其黄曲霉毒素含量偏高。

黑茶相比于绿茶更健康吗？

各种茶中，除了咖啡因以外，起健康效应的生物活性物质主要有：茶多酚，具有一定的降血脂、抗氧化、改善血管内皮、抑制血栓形成功能；茶多糖，有助于控制血糖；黄酮类化合物，有助于减轻外周胰岛素抵抗等。以上成分只有在长期大量摄入的条件下才会对人体健康产生一些影响，完全不能替代药物。因此，在不额外添加糖和脂肪、保证茶叶农药残留量达标的前提下适当喝茶是一种健康的饮食习惯。

黑茶经过发酵，对茶叶的风味和色泽影响较大，但上述这些物质含量仍然与其他茶类似，甚至茶多酚的含量会下降。尽管有研究显示黑茶相比于绿茶可以使肠道内淀粉酶、蛋白酶活性增强，但是并没有高质量的临床试验证明其更有利于人体健康。所以，从健康效应来说，黑茶与其他茶类大同小异，无须神化，更不能当作治疗疾病的偏方。

花生营养价值大揭秘

花生与坚果的关系

小时候我一直不明白，为什么要叫落花生？花生会从哪里落下来？后来我才知道，花生是通称，真正的学名就是落花生。我国在明代之前并没有花生的记载，它的"老家"在南美洲。500多年前，哥伦布发现了美洲后，西班牙派往海地的管理资源长官发现当地印第安人在园圃内种植了大量花生，探险者们便将花生带回了西班牙。因其与坚果有类似的口感，一度被作为高档坚果的替代品。

花生的营养含量

根据美国农业部的食物数据库记载，每100g花生中有：能量567kcal、蛋白质25.8g、总脂肪46.2g（饱和脂肪6.3g、单不饱和脂肪酸24.4g、多不饱和脂肪酸15.5g）、碳水化合物16.13g、总膳食纤维8.5g、钙92mg、铁4.58mg、镁168mg、磷376mg、钾705mg、锌3.27mg、维生素$B_1$0.64mg、维生素$B_2$0.135mg、烟酸12.066mg、泛酸1.767mg、叶酸240μg、胆碱52.5mg、维生素E（α-生育酚）8.33mg……

把数据这么摆出来，大家可能没概念。简单来说，就一般坚果贡献比较多的几种营养成分来看，花生的蛋白质、维生素B_1含量高，膳食纤维、总脂肪量、脂肪酸比例和一般坚果相当，烟酸含量非常高。由此可见，花生虽然看上去普普通通，但内在饱满，营养也很丰富。

花生的健康作用

从成分来推测，经常吃花生的健康效益应该和一般的坚果类似，都有助于降低心血管系统疾病的风险。

花生有什么特别的作用吗？花生的饱腹感比较强，有一定膳食纤维，消化速度比较慢。吃花生的人不容易再去吃其他空热量的食物。其实类似结论很多，一项来自哈佛大学公共卫生学院的研究显示，通过对51188名女性的饮食调查发现，日常摄入坚果与降低略微的肥胖风险有关。《美国临床营养学杂志》发表的一篇临床试验的Meta分析中也指出，富含坚果的饮食并不会增加体重、体质指数和腰围。

至于有些人认为花生的红衣有特别的补血效果，相关的研究也已经比较多了。研究发现红衣中的一些特别成分就是天然红色素、白藜芦醇、原花青素等，这些跟"补血"有关的也就只有颜色了。

是不是太油了？

有些人担心花生中的脂肪多，其实花生中的脂肪在室温下呈液态，以不饱和脂肪酸为主，饱和脂肪酸只有6.3%。《2015—2020美国膳食指南》中取消了总脂肪、胆固醇的限量，保留了饱和脂肪酸、添加糖、钠的限量。花生中的饱和脂肪酸可能超标，不过一天吃半斤花生其实也没有超标。当然了，半斤花生的热量足有1400kcal，已经超过多数女性的基础代谢了。

素食者应该多吃花生吗？

平时肉类、豆类都吃得少，是不是可以多吃点花生？如果是这种情况，那确实也可以多吃一些花生来补充蛋白质。不过要注意，花生中的脂肪酸结构以Ω-6系居多，且不含有DHA、EPA，要想获得它们，最好还是吃鱼、鸡蛋。纯素食主义者可以考虑凉拌食材时选用紫苏油、葵花子油。

普通人应该吃多少？

大豆和花生等坚果虽然都很有营养，但是也都是高蛋白质、高脂肪的食物，如果不知不觉中摄入过多，也会导致能量摄入过量，因此适度很重要。在《中国居民膳食指南（2016）》中，建议每天摄入大豆及坚果类25—35g，如果能坚持吃大豆，剩下的坚果"配额"是每周50—70g。我个人认为一个女生平均每天10g的量是适宜的。如果能做到少吃红肉和精细粮，每天吃40g其实也并不为过。

什么时候吃？怎么吃？

1.无论如何不要吃霉变的花生，警惕黄曲霉毒素，购买散装产品时要仔细分辨。如果煮了一锅花生，吃的时候发现发霉了，建议整锅丢弃。

2.如果购买的是预包装食品，至少记得看一眼保存期限、配料表和营养成分表。此外，有一些进口产品可能还会有一些认证标识，感兴趣的也可以去查一下背景知识。多一些了解，或许能让你吃得更放心。

3.最好选择完整的原味花生，避免其中不饱和脂肪酸被氧化，摄入较多的糖、钠、脂肪。如果自己烹饪，可以选择水煮、干炒、老醋花生，比油炸健康许多。

4.可以将花生作为两餐之间的零食。比如买一包在下午休息的时候吃。

5.把花生作为烹饪的辅料加入正餐中，比如和大豆、杂粮做成杂粮粥。

6.作为调味品和主食搭配，比如拿花生酱抹面包有助于改善餐后血糖。同理，也可以试着拌凉面，甚至还可以试试用花生粉调奶昔。

一张图读懂水果茶

水果茶			
情景	买水果烘干片泡水喝好不好?		
水果	维生素 矿物质 植物化合物		
	举例	柠檬	维生素C
			膳食纤维
			柠檬酸
			挥发油
			黄酮类
加工	热风干燥对品质有极大影响		
	维生素 流失	水溶性维生素脱出	
		高温下加速分解	
		新鲜柠檬比较好	
	真空冷冻干燥相对好些		
成本	时间成本 金钱 酸性物质对牙不好 为了味道可能放糖		
收益	只要不放糖就还好		
	使水 有味道	一般建议每日饮水1500—1700ml	
	感到放松 少量维生素矿物质 把果渣嚼了有膳食纤维		
建议	没必要买 选省事的方法督促自己多喝水		
	买了	不用放太多	
		考虑把果干也吃了	

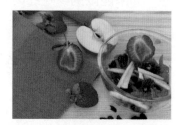
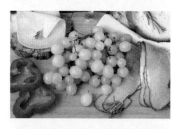
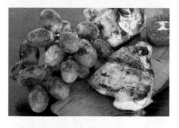
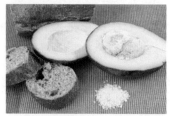
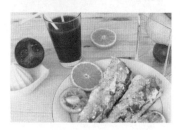

剖析灵芝的养生奥秘

无论是武侠小说、玄幻故事还是中医古籍，往往都会出现灵芝的身影。功效方面，从炼药修仙、起死回生，到如今的抗癌、抗衰老、调节血脂血糖、提高免疫力等，多系统全面覆盖，灵芝似乎无所不能、包治百病。然而如此自带光环的灵芝，其实并没有那么灵。

从生物学分类上来说，灵芝属于真菌界担子菌门担子菌纲多孔菌目灵芝科灵芝属，与日常食用的蘑菇、平菇、白灵菇等食物一样，都是真菌的一种。根据生长环境不同，可分为野生灵芝和人工养殖灵芝。灵芝无须与植物共生，很容易进行人工养殖（养殖方法基本与蘑菇等常见食用菌菇的养殖方法类似），而且成本低，产量大，生长周期短（一般40天左右）。

营养成分并无稀奇

从营养成分上来说，野生的灵芝与人工养殖的灵芝并无本质区别，也就是灵芝所含的多糖、三萜类化合物、氨基酸、核苷等物质相对比较多。其实包括菌菇类食物在内的多种常规植物性食物普遍都含有多糖、氨基酸、核酸及其他植物化学物成分，而且泡水溶出的量还是很少的，要想获得营养，还是得吃下去。

值得注意的是，野生环境比人工养殖环境更复杂，且不易进行质量控制，反而容易导致野生灵芝出现安全问题，例如重金属超标，长期食用可能会带来健康风险。

功效尚不明确

且不说灵芝中的营养成分吸收率能有多少（一般真菌多糖非常稳定，吸收率较低），灵芝中的某些多糖成分和三萜化合物在很多研究中的确出现了一些抗病毒、调节免疫、抗肿瘤等生物活性功效，但效果非常有限。而且大多研究都是体外培养或是动物实验，其结论是否能直接应用到复杂的人体中，特别是大样本人群中，以及有效剂量、安全阈值、副作用等问题，都还需要进一步研究。

特别是孕妇、乳母，有出血倾向、血压低、凝血障碍、近期要做手术的人，更应该慎重食用。

灵芝产品乱象层出

正是因为缺乏有效性和安全性的可靠证据，根据FDA的规定，灵芝在美国市场上和维生素、矿物质等营养素一样，只是作为膳食补充剂来销售，且不能宣称有任何疗效。

在灵芝系列产品中，灵芝孢子可说是独树一帜的，商家常常号称其为集灵芝之精华的"生命科学之光"。但其实灵芝孢子只是灵芝的生殖细胞，其营养成分与灵芝并无二致，且由于具有一层难以被人体消化吸收的几丁质组成的外壳，直接服用基本都不被人体消化，而是直接被排泄掉。

购买灵芝产品须谨慎

消费者对于这些带有历史感和神秘色彩的药物或食物往往存在过分好奇、盲目推崇等心理，但其实那些传说中的效果可能仅仅是靠消费者的信念支撑的安慰剂效应。而正是因为这些广泛的需求和巨大的利润空间，导致灵芝，特别是野生灵芝产品往往能卖出天价，有些不良商家甚至以假乱真，将长相相似的替代品作为"千年灵芝"高价出售。

事实上，世界上并没有可以包治百病的万能神药，更何况灵芝的作用目前尚缺乏证据。而常见食物中都广泛存在着许多已被证实的、具有类似生物活性（抗肿瘤、抗炎、抗氧化等）的营养成分，例如番茄和青椒中的维生素C、大豆中的大豆异黄酮、大蒜中的含硫化合物等。这些食物易获得，性价比又高。与其花高价买一个不知真假、不知功效的灵芝（据说口感还不好），不如关注每日三餐的营养均衡，这才是更接地气的"养生"之道。

总而言之，灵芝在一定程度上可以说是一种被神化了的"菌菇"，如果只是想用来强身健体，那么大可不必花如此高的价钱盲目跟风。保证每日饮食均衡、适当运动、睡眠充足、心情舒畅，才是维持健康的法宝。如果是身患疾病，期望服用灵芝产品来改善病情甚至起死回生，那更需悬崖勒马，以免耽误治疗疾病的时机，给患者带来更大的损失。

灵芝及其产品是时候该走下神坛，卸下光环，做一朵安静的小菌菇了。

魔芋是"最好的减肥食品"吗？

什么才算是"减肥食品"？

减肥靠什么？少吃多运动。你什么都不吃，肯定就能瘦。问题在于我们还会饿，再吃多了还是会反弹，而且如果营养不均衡，生病了，更是得不偿失。

我们并不提倡靠某一种食物来减肥，而是在控制总热量的前提下选择营养密度高的食物，拒绝含添加糖、饱和脂肪多的食物。所以，并不存在什么最好的减肥食品。

少吃糖和脂肪的营养原则与进化带给我们的本能是矛盾的，我们天生就是喜欢那些甜的、香的、咸的食物，所以想要既减肥又美味是很难的。

因此，常见的思路就是采用替代的方法，比如用甜味剂代替糖，用完整水果代替甜饮料，用坚果代替加工肉，用全谷物代替精米。魔芋所谓"减肥食品"的思路也是靠替代而非尽可能多吃。

魔芋树属于天南星科魔芋属，原产于日本、印度、斯里兰卡、马来半岛等地区，在中国西南地区也有栽培。我的母校四川大学的营养与食品卫生教研室在20世纪90年代就有很多有关魔芋的研究成果，我10年前上学的时候就有所耳闻。

魔芋的地下块茎非常大，比较容易保存，干燥后有40%—60%的魔芋胶（魔芋葡甘聚糖），特别黏稠，可以吸水膨胀N倍。据说魔芋的"魔"字就是因为根茎既大又能神奇地膨胀而得名。

膳食纤维与减肥

魔芋葡甘聚糖是一种水溶性膳食纤维，像其他的可溶性膳食纤维一样，有这么几种机制可能有助于减肥：

1.本身热量非常低。经过加工的魔芋精粉中除了膳食纤维，只有一丁点的蛋白质，脂肪和淀粉更少，因此热量非常低，同时也没有麸质。在欧美常常以这个作为卖点。

2.吸水膨胀后可以占据胃的空间，因此有饱腹感，可以在此后吃饭的时候少吃点东西。

3.延迟胃排空，有助于增加饱腹感。

4.它可以减少消化酶的效果，从而减少蛋白质和脂肪的吸收量。

5.可以作为益生元帮助肠道内益生菌繁殖，进而产生一些短链脂肪酸，如丁酸等，在动物学实验中发现其有利于减少动物脂肪。其中的肠道菌群和体重相关，也早已成为常识。

魔芋怎么吃？

我以前也买过魔芋粉，当时直接冲水吃了。由于魔芋粉本身没有什么特别的风味，可以加到各种菜肴中，特别是可以吸收其他的汤汁，比如用来仿制鱼翅羹。

至于剂量，对于减重来说的话，按照葡甘聚糖的剂量，每次1—4g，一天5—10g，是一个比较适合的量。特别要注意，魔芋非常黏稠，所以有可能会导致食管或者肠道梗阻，导致死亡的案例也有十几起，千万要小心，别把大包的魔芋粉倒到嘴里再喝水。

最后提醒，上述讨论的基本都是魔芋中的有效成分魔芋葡甘聚糖。以"魔芋"作为关键词在淘宝中搜索，会发现销量最高的都是辣条或者代餐粉，营养价值不可同日而语。

真要买魔芋产品的话，性价比比较高的是魔芋精粉，自己买回来可以做成魔芋豆腐，配上香菇、蒿子秆、北豆腐，还可以做成一道日式暖锅。

酵素可以疏通肠胃并减肥吗？

酵素是什么？

现在很多卖酵素的人也承认酵素就是酶，进而大张旗鼓地介绍酶在人体中发挥着怎样重要的作用。这些其实没说错，酶确实参与人体内的诸多生命活动，但是卖酵素的还会说通过吃酵素可以补充体内的酶，这就是胡扯了。

酶大多数是蛋白质，会被人体消化，最后以氨基酸形式被吸收，是无法通过特异性起到补充人体酶的作用的。目前已知有特别作用的口服酶也就是用于消化道止血或促进消化，在被人体完全消化之前发挥作用。它也只是适用于病人，正常人并不需要。

叫酵素不一定是酶

酵素产品（名字中带有酵素的商品）并不等于酶，甚至很多产品里面根本没有酶，很多都是固体饮料，绝大多数都是糊精等碳水化合物，都是靠其中的纤维素、葡聚糖、低聚果糖等益生元类物质发挥作用的，就算有酶类成分，也是极少量。

酵素能减肥吗？

有一些人说吃酵素能减肥，原理是吃酵素可以消耗我们的脂肪，这也是胡扯。常见的是拿一些体外实验来证明，比如挖一块肥油、一勺淀粉放进一杯水里，再加上酵素，以脂肪溶解作为证据。

其实很显然这个反应环境跟我们体内的环境是完全不一样的。脂肪酶确实有助于分解脂肪，但那是直接接触，而酵素没法特别地作用于我们的皮下脂肪，更何况分解之后又不是归于虚无，而是被更好地吸收了。减肥难道不是要减少吸收吗？

这个实验并不能说明酵素可以帮助减肥。

酵素能疏通肠胃吗？

所谓的疏通肠胃，也称为排毒、排便顺畅、改变肠道菌群等，常见的症状是排便。首先，你得区分产品本身卫生不过关导致的腹泻。其次，这可能是因为其中有乳糖、低聚果糖、菊粉、葡聚糖等配料，为你肠道内的细菌提供了养料，使其过度繁殖，进而引起腹泻。也可能是你的肠道难以耐受这些成分，所以引发了腹泻。

还有人把酵素和排毒的概念放在一起。什么是毒？正常废物，人体都是通过自身的节律把它排出的，比如说通过粪便、尿液、汗液等，而腹泻并不是一个正常清理废物的方法，反而会干扰肠道的正常功能。减肥也并不能只靠腹泻，短时间内体重下降，主要是水分的丢失，它会导致你对营养素的吸收出现问题，也容易导致人体虚弱。另外，还有一些人说吃了酵素之后可以调节内分泌、减少痤疮之类的，我估计应该是心理作用。

有的人用酵素来擦地板、清洁家具，这个方法倒是还不错。自己做酵素的话，也可以为未来做泡菜打下坚实的基础。

总之，大家不要总把自己当作试验品，还是健康的生活方式更有意义。

参考资料

指南标准

[1] 中国营养学会. 中国居民膳食指南（2016版）[M]. 北京：人民卫生出版社，2016.

[2] USDA. Dietary Guidelines for Americans 2015–2020

[3] FAO/WHO. Evaluation of certain food additives and contaminants(Sixty-seventh report of the Joint FAO/WHO Expert Committee onFood Additives). WHO Technical Report Series, No.940，2007

[4] GB 7718–2011 食品安全国家标准 预包装食品标签通则

[5] GB 2760–2011 食品安全国家标准 食品添加剂使用标准

[6] 中国营养学会. 中国居民膳食指南[M]. 西藏：西藏人民出版社，2010.

[7] 杨月欣. 中国食物成分表[M].第2册. 北京：北京大学医学出版社，2005.

[8] 中国营养学会. 中国居民膳食营养素参考摄入量速查手册（2013版）[M].第1版. 北京：中国标准出版社，2014.

[9] 李勇. 营养与食品卫生学[M].第1版. 北京：北京大学医学出版社，2005.

科学文献

合理膳食

[1] Fortmann SP, Burda BU, Senger CA, et al.Vitamin, Mineral, and Multivitamin Supplements for the Primary Prevention ofCardiovascular Disease and Cancer[M]. Agency for Healthcare Research andQuality (US),2013.

[2] Guallar E, Stranges S, Mulrow C, et al. Enough is enough: Stop wastingmoney on vitamin and mineral supplements.[J]. Annals of Internal Medicine,2013,159(159):850–851.

[3] Maghbooli Z, Hosseinnezhad A, Karimi F, et al.Correlation between vitamin D$_3$ deficiency and insulin resistance inpregnancy.[J]. Diabetes/metabolism Research & Reviews,2008,24(1):27.

[4] Moyer V A, Lefevre M L, Siu A L. Vitamin D and calcium supplementation to prevent fractures in adults: U.S. Preventive Services Task Force recommendation statement.[J]. Annals of Internal Medicine,2013,159(12):856.

[5] World Health Organization.6–59月龄婴儿和儿童补充维生素A[J].2011.

镁

[1] King D E, Mainous III A G, Geesey M E, et al. Magnesium supplement intake and C–reactive protein levels in adults[J]. Nutrition research,2006,26(5):193–196.

[2] Rodríguez-Moran M, Guerrero-Romero F. Oral Magnesium Supplementation Improves the Metabolic Profile of Metabolically Obese, Normal–weight Individuals: A Randomized Double–blind Placebo-controlled Trial[J]. Archives of medical research,2014.

[3] Simental-Mendía L E, Rodríguez-Morán M, Guerrero-Romero F. Oral Magnesium Supplementation Decreases C-reactive Protein Levels in Subjects with Prediabetes and Hypomagnesemia: A Clinical Randomized Double-blind Placebo-controlled Trial[J]. Archives of medical research,2014.

[4] Rude R K, Gruber H E. Magnesium deficiency and osteoporosis: animal and human observations[J]. The Journal of nutritional biochemistry,2004,15(12):710-716.

[5] Aydin H, Deyneli O, Yavuz D, et al. Short-term oral magnesium supplementation suppresses bone turnover in postmenopausal osteoporotic women[J]. Biological trace element research,2010,133(2):136-143.

保质期

Gewal M K, Chandrapala J, Donkor O, et al. Electrophoretic characterization of protein interactions suggesting limited feasibility of accelerated shelf-life testing of ultra-high temperature milk.[J]. Journal of Dairy Science,2016,100(1):76-88.

辛辣食物

Lv J, Lu Q, Yu C, et al. Consumption of spicy foods and total and cause specific mortality: Population based cohort study[J]. Bmj British Medical Journal,2015,351(2):245-250.

补充剂

[1] Kooti W, Mansori E, Ghasemiboroon M, et al. Protective effects of celery (Apium Graveolens) on testis and cauda epididymal spermatozoa in rat[J]. International Journal of Reproductive BioMedicine,2014,12(5):365-366.

[2] Shalaby M A, El-Zorba H Y. Protective effect of celery oil, vitamin

E and their combination against testicular toxicity in male rats[J]. Global veterinaria,2010,5(2):122-128.

[3] Misra M, Pacaud D, Petryk A, et al. Vitamin D Deficiency in Children and Its Management: Review of Current Knowledge and Recommendations[J]. Pediatrics,2 008,122(2):398-417.

[4] Wagner C L, Greer F R. Prevention of Rickets and Vitamin D Deficiency in Infants, Children, and Adolescents[J]. Pediatrics,2008,122(5):1142-1152.

[5] Tolppanen A M, Fraser A, Fraser W D, et al. Risk factors for variation in 25-hydroxyvitamin D_3 and D_2 concentrations and vitamin D deficiency in children.[J]. Journal of Clinical Endocrinology & Metabolism,2012,97(4):1202-10.

奶粉

[1] Boyce J A, Assa'ad A, Burks A W, et al.Guidelines for the diagnosis and management of food allergy in the UnitedStates: report of the NIAID-sponsored expert panel[J]. The Journal of allergyand clinical immunology,2010,126(6 Suppl): S1-58.

[2] Mofidi S. Nutritional management of pediatricfood hypersensitivity[J]. Pediatrics, 2003,111(Supplement 3):1645-1653.

[3] Wahn U. Aspects of nutritional management offood allergy[J]. Pediatric Allergy and Immunology,2001,12(s14):75-77.

[4] Christie L, Hine R, Parker J G, et al. Foodallergies in children affect nutrient intake and growth[J]. Journal of theAmerican Dietetic Association,2002, 102(11):1648-1651.

花生

[1] Alper C M, Mattes R D. Effects of chronic peanut consumption on energy balance and hedonics.[J]. International Journal of Obesity & Related Metabolic Disorders Journal of the International Association for the Study of Obesity,2002,26(8):1129-37.

[2] Besrastrollo M, Wedick N M, Martinezgonzalez M A, et al. Prospective study of nut consumption, long-term weight change, and obesity risk in women.[J]. American Journal of Clinical Nutrition,2009,89(6):1913-9.

[3] Mattes R D, Krisetherton P M, Foster G D. Impact of peanuts and tree nuts on body weight and healthy weight loss in adults.[J]. Journal of Nutrition,2008,138(9):1741S-1745S.

[4] Devi A, Chisholm A, Gray A, et al. Nut-enriched bread is an effective and acceptable vehicle to improve regular nut consumption[J]. European Journal of Nutrition,2015:1-13.

[5] Floresmateo G, Rojasrueda D, Basora J, et al. Nut intake and adiposity: meta-analysis of clinical trials.[J]. American Journal of Clinical Nutrition,2013,97(6):1346-55.

[6] Krisetherton P M, Hu F B, Ros E, et al. The role of tree nuts and peanuts in the prevention of coronary heart disease: multiple potential mechanisms.[J]. Journal of Nutrition,2008,138(9):1746S-1751S.

芹菜

[1] 李学平，李洪波，李慧，等. 芹菜对小鼠精子运动参数的亚急性影响[J]. 中国生育健康杂志，2009，20（5）：284-287.

[2] 高见，李洪波，李慧，等. 芹菜对小鼠精子运动能力的急性影响及可复性观察[J]. 中国实用医药，2010，5（8）：1-3.

[3] 刘鹏，孙冉，成倩倩，等.芹菜汁对小鼠精子运动参数的影响[J].毒理学杂志，2009（5）：404-405.

[4] 蒲育栋，李芝兰，赵娟娟，等.芹菜对小鼠精子质量影响的实验研究[J].卫生职业教育，2007，25（13）：122-124.

[5] 高金燕，陈红兵.芹菜中活性成分的研究进展[J].中国食物与营养，2005（7）：28-31.

[6] 周辉，卢向阳，田云，等.芹菜化学成分及药理活性研究进展[J].氨基酸和生物资源，2006，28（1）：6-9.

[7] 李勇，乌莉娅·沙依提，陈妍，等.芹菜的最新研究进展[J].中国野生植物资源，2010，29（1）：15-17.

过敏

[1] 陶金好，孔宪明，曹兰芳，等.上海地区儿童过敏性疾病食物过敏原的研究[J].临床儿科杂志，2011，29（5）：461-463.

[2] 李蜀湘.婴幼儿过敏早期营养干预[J].中国社区医师：医学专业，2011（24）：102-103.

[3] 陈妮妮，詹学.儿童食物过敏：饮食干预[J].中华临床医师杂志（电子版）ISTIC，2013，7（5）.

食品加工

[1] 张加玲，刘桂英.铝对人体的危害，铝的来源及测定方法研究进展[J].临床医药实践杂志，2005，14（1）：3-6.

[2] 黄劲松，何竞旻，刘廷国.蕨菜研究进展综述[J].食品工业科技，2011（7）：455-457.

[3] 黄能慧，李碧菲.蕨菜致癌作用的实验研究[J].贵阳医学院学报，1994，19（3）：250-253.

[4] 廖佩玲. 浅谈食品保质期实验方法与结果分析[J]. 商品与质量·学术观察，2013（3）：255-255.

[5] 方甜甜. 论食品保质期[J]. 规范与安全，2015（02）：25-26.

[6] 刘玲. 确定食品保质期的理论和技术[J]. 乳业科学与技术，2004，26（4）：162-165.

膳食调查

[1] 范轶欧，刘爱玲，何宇纳，等. 中国成年居民营养素摄入状况的评价[J]. 营养学报，2012，34（1）：15-19.

[2] 张宇，刘小兵，杨丽琛，等. 2010—2012年中国6—17岁城市儿童维生素A营养状况[J]. 中华预防医学杂志，2017，51（2）.

[3] 杜文雯，王惠君，陈少洁，等. 中国9省（区）2000—2011年成年女性膳食营养素摄入变化趋势[J]. 中华流行病学杂志，2015，36（7）：715-719.

[4] 赵静，张倩，张环美，等. 北京市怀柔区儿童维生素D营养状况及其与体成分的关系[J]. 中华流行病学杂志，2010.

[5] 王翠侠，张倩，胡长梅，等. 北京城区老年妇女维生素D营养状况[J]. 中国骨质疏松杂志，2009.

[6] 聂敏，王鸥，张葵，等. 妊娠中晚期25-羟维生素D状况初步研究[J]. 中华骨质疏松和骨矿盐疾病杂志，2009.

[7] 周颖，赵丽平，杨婷，等. 儿童维生素D缺乏症指南的系统评价[C]//全国治疗药物监测学术年会.2014.

[8] 张倩，赵静，张环美，等. 北京市郊区儿童维生素D营养状况与骨量的关系[J]. 中国预防医学杂志，2010（8）：773-777.

[9] 王学梅，郭素梅，杨薇，等. 北京市亚北地区0～6岁儿童维生素D营养状况调查分析[J]. 中国妇幼保健，2011，26（21）：3284-3286.

[10] 马扬，王颖，李志新. 北京某医院儿童25-羟维生素D调查[J]. 预防医学情报

杂志，2016，32（2）：156-158.

[11] 王红，兰常肇，马少杰，等. 常住北京市城区少儿血清维生素A和25-羟基维生素D水平分析[J]. 微循环学杂志，2014（3）：48-51.

[12] 李卫国，李宇宁，张秀敏，等. AGREE Ⅱ评价9个儿童青少年维生素D临床实践指南及推荐意见共识和差异[J]. 中国循证儿科杂志，2012，07（5）：372-379.

网页资料

[1] https://www.hsph.harvard.edu/nutritionsource/what-should-you-eat/vitamins/

[2] http://www.nhfpc.gov.cn/jkj/s5879/201506/4505528e65f3460fb88685081ff158a2.shtml

[3] http://economictimes.indiatimes.com/articleshow/48167336.cms?utm_source=contentofinterest&utm_medium=text&utm_campaign=cppst

[4] http://timesofindia.indiatimes.com/india/Nonutrition-survey-in-India-in-last-10-years-Bangladesh-performs-better/articleshow/46809475.cms

[5] https://www.hsph.harvard.edu/nutritionsource/what-should-you-eat/calcium-and-milk/

[6] https://www.healthychildren.org/English/ages-stages/baby/feeding-nutrition/Pages/Vitamin-Iron-Supplements.aspx

[7] http://www.fsc.go.jp/sonota/10gou_1_8.pdf

[8] http://www.moh.gov.cn/sps/s3586/201406/35d88b68b1174a38adac4f4123782e5a.shtml

[9] http://www.moh.gov.cn/sps/s7891/201405/800ad83e215b4391a982bb9cb69fe49e.shtml

[10] http://www.mayoclinic.org/diseases-conditions/allergies/basics/

symptoms/con-20034030

[11] http://www.nlm.nih.gov/medlineplus/ency/article/000812.htm

[12] https://www.aap.org/en-us/about-the-aap/aap-press-room/Pages/American-Academy-of-Pediatrics-Recommends-No-Fruit-Juice-For-Children-Under-1-Year.aspx

[13] https://www.niaaa.nih.gov/alcohol-health/overview-alcohol-consumption/moderate-binge-drinking

[14] https://www.niaaa.nih.gov/alcohol-health/overview-alcohol-consumption/alcohol-facts-and-statistics

[15] https://www.knowyourlimits.info/know%E2%80%A6-how-alcohol-works

[16] https://pubs.niaaa.nih.gov/publications/aa63/aa63.htm

[17] https://www.niaaa.nih.gov/alcohol-health/alcohols-effects-body

[18] http://www.drugfreeworld.org/drugfacts/alcohol/short-term-long-term-effects.html